DAX

MÉDICAL ET THERMAL

GUIDE DU BAIGNEUR A DAX

PAR

LE DOCTEUR CH. LAVIELLE
MÉDECIN-DIRECTEUR
DE L'ÉTABLISSEMENT THERMAL DES « BAIGNOTS »

PRIX 3 FCS 50

COULOMMIERS
IMPRIMERIE PAUL BRODARD

1902

/

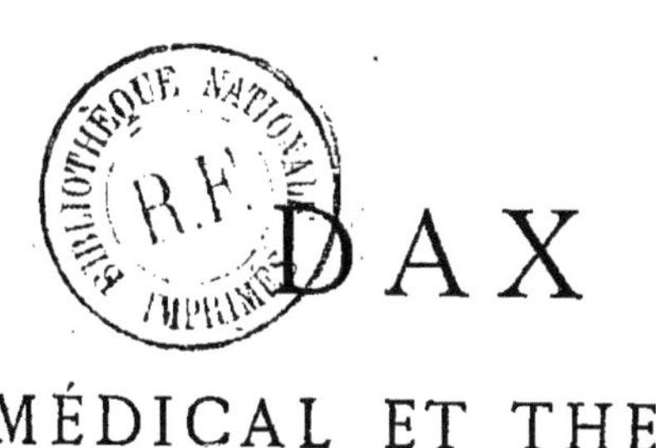

DAX

MÉDICAL ET THERMAL

DU MÊME AUTEUR

Essai sur la Topographie médicale du canton de Dax.
(PARIS — 1879)

Essai sur les Erreurs populaires relatives à la Médecine.
(DAX — 1883)

Quelques mots sur l'Ethnographie landaise.
(DAX — 1884)

Du traitement du Rhumatisme noueux par les Boues thermales de Dax.
(PARIS — 1885)

Exposé de l'Hydrologie et de la Climatologie de Dax.
(DAX — 1886)

Guide pittoresque et médical du Baigneur à Dax.
(DAX — 1886)

Du Rhumatisme et des Dermatoses rhumatismales,
Avec introduction du docteur E. LANCEREAUX, médecin des Hôpitaux, membre de l'Académie de médecine.
(PARIS — 1888)

Du Rhumatisme chronique et de son Traitement thermal.
(PARIS — 1889)
(*Ouvrage honoré d'une médaille d'argent par l'Académie de médecine de Paris.*)

Les Stations de Boues minérales d'Europe.
(*Rappel de médaille d'argent par l'Académie de médecine de Paris.*)
(PARIS — 1892)

Les Stations chlorurées sodiques d'Europe.
(PARIS — 1894)

De la Sciatique et de son traitement.
(PARIS — 1895)

La Goutte et les Bains de Boues.
(PARIS — 1895)

Dax Pittoresque.
Guide illustré du Baigneur à Dax.
(DAX — 1898)

Où faut-il, en France, passer l'hiver?

LES STATIONS CLIMATIQUES HIVERNALES FRANÇAISES

1re partie : Arcachon — Biarritz — De Biarritz à la Frontière — Hendaye Dax — Cambo — Pau.

Coulommiers. — Imp. Paul Brodard. — 1165-1901.

DAX

MÉDICAL ET THERMAL

GUIDE DU BAIGNEUR A DAX

PAR

Le Docteur Ch. LAVIELLE

MÉDECIN-DIRECTEUR DE L'ÉTABLISSEMENT THERMAL DES « BAIGNOTS »
A DAX (LANDES)
LAURÉAT DE L'ACADÉMIE DE MÉDECINE
(Médaille d'argent, 1889.)

Prix : 3 fr. 50

COULOMMIERS
IMPRIMERIE PAUL BRODARD

1902

DAX
MÉDICAL ET THERMAL

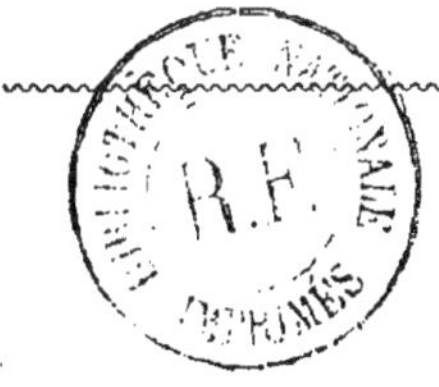

I

Dax historique.
Eaux thermales. Analyses chimiques.
Données climatologiques.

DAX, la ville antique aux splendeurs disparues, garde à jamais le merveilleux prestige de ses sources chaudes, les plus belles connues en France et ailleurs. La vieille cité, jadis riche capitale, orgueilleuse et forte, voit, de nos jours, comme aux époques préhistoriques, le voile léger et diaphane de ses eaux monter nébuleux, transparent sur le cadre grisaille de ses remparts, puis sur l'infini et la clarté limpide de son ciel bleu.

Les hommes du XIXe, voire du XXe siècle, recourent comme leurs ancêtres habitants des cavernes, aux divines puissances de la nature guérissante.

Et la glorieuse *fontaine de la Néhe*, reste, aujourd'hui, comme à travers les temps, la divinité tutélaire et protectrice de notre vieille ville de Dax!

Le long des siècles passés surgit la longue théorie des adorateurs de tes bienfaits. Ceux-là simples, naïfs, croyaient à ton pouvoir céleste et surnaturel. Nous, plus positifs, nous voilà, alambics en main, expliquant ta composition chimique! Pour satisfaire aux exigences modernes, quittons donc la poésie, le mystère, la puissance occulte et guérissante des merveilleuses eaux chaudes de Dax pour tâcher de donner avec quelque grâce, à nos malades guéris par elles ou venant vers elles quelques notions scientifiques dont ils pourront bénéficier utilement.

Les sources thermales de Dax sont très nombreuses et aussi remarquables par le degré élevé de leur température que par l'abondance de leur débit. Leur mérite était déjà connu et apprécié à l'époque de la domination romaine, et nous en trouvons la preuve dans le passage suivant emprunté à Pline [1] : « *Emicant aquæ benigne passimque in plurimus terris, alibi frigidæ, alibi calidæ, alibi junctæ, sicut in Tarbellis, Aquitanica gente, et in Pyrenæeis montibus, tenui intervallo discernente.* »

« *En plusieurs localités sourdent des eaux froides ou chaudes : quelquefois ces sources différentes se rencontrent dans le même lieu comme chez les Tar-*

1. Pline, lib. XXI.

belles[1] *d'Aquitaine, par exemple, ainsi que dans les Pyrénées : ces deux régions ne sont séparées que par une faible distance.* »

Car si, à l'époque glaciaire, les hommes de l'âge du renne s'établirent avec joie autour de ces puissances formidables de calorique que sont les sources thermales de Dax, le peuple romain fit de la capitale des Tarbelles sa villégiature de prédilection, en Gaule. Dès lors les palais s'élèvent, les colonnes superbes, les grands bains de marbre blanc, et sous l'ombre des portiques passent les nobles patriciens, les femmes au long peplum bordé de pourpre : toute la gloire de l'Empire. Cette renommée se répand si universellement que d'*Aquæ Augustæ* dérivera le nom de toute cette région : l'*Aquitanie*.

Situées sur la rive gauche de l'Adour, les sources thermales de Dax émergent d'une fissure dont la direction va du nord-est au sud-ouest. Aux points extrêmes de cette ligne, se trouve au nord-est *Préchacq*, où l'on rencontre aussi des boues et des eaux thermales, tandis qu'au sud-ouest, *Saubusse* et *Rivière*[2] constituent les points terminus de la ligne[3].

1. Nom que portait la tribu qui, à l'époque romaine, occupait la région de Dax.

2. Les bains de Rivière sont la propriété de l'Établissement thermal des Baignots qui y cultive des boues.

3. On rencontre à Dax, dit Thore, des sources d'eau chaude presque partout et dans quelque lieu que l'on creuse, de deux à huit pieds dans les parties les plus basses et de quinze à

Préchacq se trouvant sur la rive gauche et Saubusse sur la rive droite de l'Adour, le fleuve passe donc obliquement sur la faille d'émergence des sources; aussi, en certains endroits, le thermomètre plongé dans l'eau du fleuve indique-t-il la présence de griffons d'eau chaude.

Dax se trouve donc à peu près au milieu de la ligne, car à part les deux petites stations précitées, on ne rencontre pas d'autre source thermale similaire.

Limpides, incolores, inodores, les eaux de Dax sont onctueuses au toucher et sans saveur bien définie; elles ramènent au bleu le papier de tournesol rougi et font virer au vert l'infusion bleue de violettes.

Les sources principales qui, de l'ouest à l'est, émergent sur la rive gauche de l'Adour, sont :

Les *sources anciennes de l'Établissement thermal des Baignots* et les *deux nouveaux Geysers d'eau chaude*;

La *Demi-Lune*;

Les *sources de l'Établissement Séris*;

Les *sources du Trou des Pauvres*;

Les *sources du Port*;

Les *sources des Thermes*;

vingt-cinq pieds dans les parties les plus élevées. On voit l'eau sourdre dans tous les fossés qui entourent la ville, et les bords de l'Adour fourmillent également de sources, mais du côté gauche seulement, car la rive droite n'a de source thermale que celle de Saubusse, qui est située à deux lieues plus bas. (*Manuscrits de Thore.*)

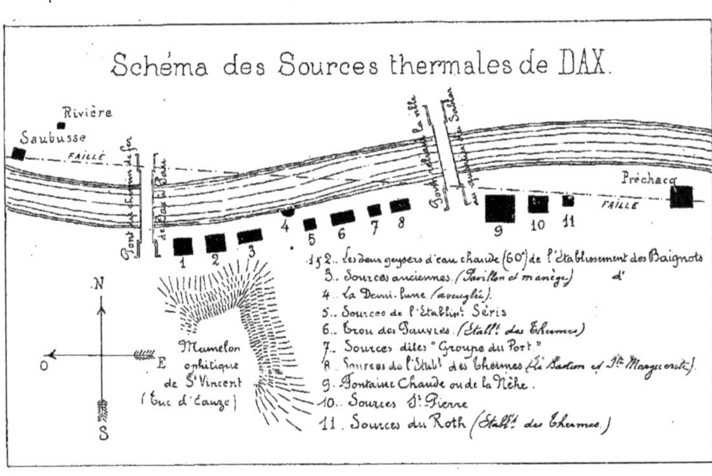
Schéma des Sources thermales de DAX.
Rivière
Saubusse
FAILLE
Préchacq
FAILLE
Mamelon
ophitique
de St Vincent
(Tuc d'Lauze)
N
O
E
S
1 & 2.. Les deux geysers d'eau chaude (60°) de l'Établissement des Baignots
3.. Sources anciennes (Pavillon et manège) d'
4.. La Demi-lune (aveuglée).
5.. Sources de l'Établis^t Séris
6.. Trou des Pauvres (Établ^t des Thermes)
7.. Sources dites "Groupe du Port"
8.. Sources de l'Établ^t des Thermes (Le Bastion et Ste Marguerite).
9. Fontaine Chaude ou de la Nèhe.
10.. Sources St Pierre
11. Sources du Roth (Établ^t des Thermes.)

Les *sources des Thermes Romains*;
La *source de la Fontaine Chaude* ou *de la Néhe*;
Les *sources de Saint-Pierre* ou *des Fossés de la Ville*;
Les *sources du Roth.*

1° **Sources de l'Établissement thermal des Baignots.** — L'Établissement des Baignots utilise trois sources ou, pour mieux dire, trois groupes de sources, savoir :

a. Le *groupe de l'Est*, ou groupe de bains de boues des dames. Ce groupe comprend cinq sources, dont les températures sont comprises entre 37° et 51° centigrades. La plus chaude, qui a été récemment découverte (le captage remonte à cinq ans seulement), est amenée, par une canalisation souterraine directe, de son bassin de captage dans les piscines qui sont situées à côté des piscines à boues.

b. Le *groupe du Pavillon*[1] ou du centre comprend deux sources distinctes à leur point d'émergence qu'on réunit dans un même réservoir. Le débit de ces sources réunies est d'environ 70 000 litres par jour. Leur température est de 61° centigrades au griffon.

c. Le *groupe du Manège* ou de l'ouest comprend trois sources distinctes. La principale débite au moins 100 000 litres par jour et a une température de 61° au griffon. Les deux autres alimentent

1. Depuis la construction de l'Établissement balnéaire nouveau, la source du Pavillon n'est plus utilisée et se perd dans le grand égout collecteur de l'Établissement.

les bains de boues des hommes. Leur débit est de 40 000 litres par jour au moins.

d. Les *deux Geysers*, qui jaillissent dans le parc de l'Établissement.

Ces deux sources jaillissantes, les plus belles de Dax, et peut-être de France, sont d'un effet merveilleux. Elles débitent, à elles seules, par 24 heures, près de 3 millions de litres d'eau à 64° centigrades.

2° **Demi-Lune.** — Utilisée jusqu'en 1869 pour le service des indigents, cette source, dont la concession appartient à l'Établissement des Baignots, est aujourd'hui aveuglée par le mur du quai que l'on a établi en contre-bas de la promenade dite des *Baignots*. Elle sourd horizontalement d'une fracture de la dolomie. Sa température est de 54° centigrades.

3° **Sources de l'Établissement Séris.** — Les sources de l'Établissement Séris émergent de la dolomie. Leur débit est de 160 000 litres par vingt-quatre heures. Leur température, aux griffons, est de 53°, 58° et 61° centigrades. A la sortie des tuyaux, elle est de 52°, 54° et 58° centigrades.

4° **Sources du Trou des Pauvres.** — Réunies dans un bassin semi-circulaire situé sur le quai de l'Adour, ces sources minéralisent les boues que l'Établissement des Thermes, à qui appartient la concession du bassin, vient y puiser pour les transporter dans ses piscines. La température de ces sources est de 57° centigrades.

5° **Sources du Port**. — Situées à quelques pas du Trou des Pauvres, elles se composent de huit griffons qui ont été captés en 1874 par les soins de MM. les ingénieurs Aubé et Crouzet.

L'eau, dont le débit est considérable, est conduite dans un réservoir couvert, d'où elle s'écoule par deux tuyaux en fonte.

La température de ces sources est de 59° centigrades.

Elles sont inutilisées et servent exclusivement aux usages domestiques des maisons avoisinantes.

6° **Sources des Thermes.** — Au nombre de deux, *le Bastion* et *Sainte-Marguerite*, elles sont utilisées par l'Établissement des Thermes pour les usages balnéaires. Leur débit réuni est de 450 à 500 000 litres par vingt-quatre heures.

Leur température est de 60° au griffon.

En outre de ces deux sources, les Thermes ont droit à une prise de 125 000 litres sur la Fontaine Chaude.

7° **Sources des Thermes Romains**. — L'établissement des Thermes Romains exploite trois puits d'eau thermale, dont les températures sont de 54°, 48° et 42°. Le premier de ces trois puits alimente les piscines à boues.

8° **Fontaine Chaude ou Source de la Nèhe.** — Située dans l'intérieur de la ville, dont elle est la propriété, elle émerge de plusieurs griffons. Les eaux sont contenues dans un grand bassin quadrilatère dont la façade principale présente un portique d'ordre toscan.

La surface du quadrilatère est de 343 mètres.

La température de l'eau est de 64° centigrades aux griffons. Le bassin de la Fontaine Chaude contient une grande quantité de boues inutilisées et évaluées par M. l'ingénieur Trépied à 400 mètres cubes environ.

A part les deux lavoirs qu'elle alimente, l'usage de l'eau de la Fontaine Chaude est fort restreint. Les petits établissements qui sont situés sur la place même en sont tributaires pour la plus grande partie de celle qu'ils consomment. La plupart des boulangers s'en servent pour fabriquer le pain. Les ménagères l'utilisent à divers usages domestiques en vue d'économiser le combustible. Quelques personnes, après l'avoir laissée refroidir, en font leur boisson habituelle. Beaucoup en boivent, par mesure hygiénique, une verrée tous les matins et prétendent s'en trouver fort bien.

9° **Sources de Saint-Pierre ou des Fossés de la Ville**[1]. — Les sources de Saint-Pierre sont très nombreuses. Elles alimentent les piscines de

1. Elles furent données à l'*Hospice de Mont-de-Marsan* par Napoléon Ier. L'administration de cet Établissement les fit entourer d'une baraque en planches. Elles sont aujourd'hui la propriété de la famille Lauquet.

boues de l'Établissement du même nom. Leur température est de 40° à 47°.

10° **Sources du Roth.** — Propriété de l'Établissement des Thermes. Leur griffon principal sourd au fond d'un bassin limoneux dans lequel l'Établissement des Thermes vient puiser une partie de la boue destinée aux bains.

Les premières analyses des eaux de Dax sont dues à M. Hector Serres[1] ; elles ont porté sur six sources : *la Fontaine Chaude*, *le Groupe du Port*, *le Pavillon*, *la Buvette*, *le Bastion*, *la Demi-Lune*.

En 1878, M. Séris demanda à l'Académie de Médecine l'autorisation d'exploiter, pour l'usage médical, une source qu'il venait de découvrir à Dax et dont l'analyse très sommaire fut faite par M. Bouis[2]. Nous la donnons plus loin.

En 1882[3], M. le docteur Garrigou lut au *Congrès de Dax* le résultat de ses recherches chimiques sur la source de la Néhe.

Enfin, en 1883, M. le professeur Filhol communiqua à l'Académie de Médecine[4] les deux analyses qu'il avait faites des eaux et des boues thermales exploitées à l'Établissement des Baignots.

Voici les analyses de MM. Filhol, H. Serres et Bouis :

1. *Loc. cit.*
2. *Bulletin de l'Académie de médecine*, 5 février 1878.
3. Congrès scientifique de Dax, 1re session, mai 1882.
4. *Bulletin de l'Académie de médecine*, 27 mars 1883.

	SOURCE du PAVILLON (BAIGNOTS)	SOURCE de la DEMI-LUNE (BAIGNOTS)	GROUPE du PORT (VILLE)	SOURCE du BASTION (THERMES)	SOURCE NÉHE ou FONTAINE CHAUDE (VILLE)	SOURCE de la BUVETTE (St-PIERRE)	SOURCES SÉRIS (SÉRIS)
	Filhol	H. Serres	H. Serres	H. Serres	H. Serres	H. Serres	Bouis
	—	—	—	—	—	—	—
Sulfate de chaux. . . .	0gr 1880	0gr 35672	0gr 33444	0gr 35921	0gr 35330	0gr 33487	0gr 388
— de magnésie. .	—	0 16572	0 16096	0 16893	0 16957	0 17469	»
— de soude. . . .	0 1869	0 03482	0 06240	0 04306	0 04629	0 04595	»
— de potasse. . .	0 0240	traces	traces	traces	traces	traces	»
Chlorure de sodium. .	0 2860	0 29928	0 28530	0 30077	0 28909	0 28639	0 370
Carbonate de chaux. .	0 2314	0 08010	0 08460	0 09151	0 08762	0 08281	0 090
— de magnésie. .	0 1022	0 01086	0 01670	0 01555	0 01356	0 01370	0 115
— de fer	0 0016	traces	traces	traces	traces	traces	»
— de manganèse.	traces	—	—	—	—	—	»
Silicate de chaux . . .	0 0240	0 03753	0 04435	0 04318	0 03383	0 03292	»
Iode.	traces	traces	traces	traces	traces	traces	»
Brome.	—	—	—	—	—	—	»
Phosphate de chaux. .	—	—	—	—	—	—	»
Matière organique. . .	—	—	—	—	—	—	»
Résidu insoluble. . . .	—	—	—	—	—	—	0 017
	1 0441	0 98503	0 98875	1 02221	0 99326	0 97133	0 980

Voici l'analyse de M. Garrigou (1882).

Analyse de la Source de la « Néhe »

FAITE SUR 30 LITRES D'EAU

Température : 64° centigrades
Densité à 15° : 1000,9530

Résidu sec au bain-marie	1gr0218
— calciné	0 9648
— sulfaté totalement	1 0880
Substances calculées en sulfates	1 0907
Silice	0 0340
Acide carbonique	Très net
— sulfurique	0gr3451
— phosphorique	Traces
Chlore	0gr1610
Brome	Très net
Iode	Traces
Chaux [1]	0gr1782
Strontiane, baryte	Très nets
Soude, potasse, lithine	0gr1979
Magnésie	0 0568
Alumine	Traces
Fer et zinc	—
Cobalt et nickel	Nets.
Cuivre et plomb	Nets.
Arsenic	Traces

Quant aux gaz qui entrent dans la composition moyenne de nos eaux, voici, d'après M. H. Serres, leurs proportions en volume pour la Fontaine Chaude :

GAZ SPONTANÉS

Acide carbonique	1,62
Oxygène	0,35
Azote	98,03
TOTAL (en centimètres cubes)...	100,00

1. Le poids de la chaux contient à la fois ceux de la baryte et de la strontiane.

2

GAZ EN SOLUTION

Acide carbonique	5,90
Oxygène	3,40
Azote	11,40
TOTAL (en centimètres cubes)	20,70

Ainsi qu'on vient de le voir par les diverses analyses qui en ont été faites, les eaux thermales de Dax appartiennent à la classe des eaux *sulfatées-mixtes* (sodico-calcico-magnésiennes) au même titre qu'Aix (Provence), Bains (Vosges), Chaudesaigues, Luxeuil, Plombières et Néris.

En raison de leur faible minéralisation, elles doivent être rangées parmi les eaux que l'on a successivement qualifiées d'*inermes* (*Gubler*), d'*amétallites* (*Rotureau*), d'*oligométalliques* (*Campardon*), d'*indifférentes*, d'*indéterminées* (*Durand-Fardel*).

INFLUENCE CLIMATIQUE DES SOURCES THERMALES

Avant de traiter la question importante et complexe des effets médicaux intérieurs des eaux thermales, il convient de citer l'influence considérable de ces sources comme agent modificateur du climat dacquois. Aussi bien n'est-il pas inutile de constater quelles influences extérieures climatologiques peuvent préagir sur l'organisme soumis au traitement thermal, à l'endroit même où les eaux jaillissent du sol.

Dax, station climatique de plaine, voit son climat influencé :

1° Par le *voisinage de la mer* ;
2° Par le voisinage de l'*Adour* ;
3° Par la *Lande* et les *Pignadars* [1] ;
4° Surtout par les *Eaux Chaudes*.

1° Voisinage de la mer. — Dax est à 30 kilomètres environ de l'Océan à vol d'oiseau.

A cette faible distance, ce même Océan, le plus puissant modificateur des climats, doit et peut agir sur le climat dacquois. Loin de l'entraver, la topographie du pays se prête à cette action bienfaisante.

En effet, du côté de la mer, c'est-à-dire du côté ouest, soufflent les vents dominants. C'est à cette circonstance que l'on peut attribuer la différence entre les chaleurs de l'été à Dax et à Pau. Dans notre ville il fait très chaud, d'autant plus chaud que les vapeurs des sources et leur puissance calorique, en nappe souterraine, agissent dans ce sens, mais les chaleurs en sont franches, aérées même. A Pau, c'est le lourd manteau de plomb écrasant les habitants dès le mois de mai, chaleurs torrides, accablantes, orageuses, rendues plus étouffantes et plus exaspérantes par le lourd vent d'Afrique, qui, béni en hiver, apporte, en les jours chauds, ses effluves de four embrasé.

La sédation climatique à Dax étant excessivement puissante, la réception de ces brises marines est

1. Nom donné, dans le pays, aux forêts de pins.

d'une valeur inestimable car le voisinage de la mer ajoute à l'air des propriétés toniques et stimulantes, en envoyant à la terre des émanations salées et iodées; le côté ouest est pour Dax un ventilateur naturel.

2° **Voisinage de l'Adour**. — La direction de sa vallée étant celle de l'Océan, il en résulte que le fleuve ne produit pas de refroidissement spécial parce qu'il n'ouvre pas de couloir à d'autres vents. La proximité de l'Adour donne, il est vrai, lieu en hiver à quelques brouillards, mais c'est l'affaire de quelques heures matin et soir. Le matin à dix heures ils sont dissipés et le soir ils ne paraissent que vers cinq heures.

En compensation de ce petit inconvénient l'Adour apporte son limon bienfaisant qui constitue, avec l'eau thermale, l'un des éléments de la *boue*.

3° **La Lande et les Pignadars**. — Les senteurs résineuses enveloppent étroitement Dax d'une atmosphère saturée de principes vivifiants et reconstituants, action sédative et merveilleusement tonique à la fois.

En présence des exsudations résineuses abondantes, l'oxygène s'ozonise par suite d'un phénomène analogue à l'ozonisation sous l'influence de la térébenthine.

Le pin qui met « cent ans » à mourir, laisse, par ses blessures, couler, avec les larmes de sa gemme, ses précieuses senteurs aromatiques. Il sait, en silence, souffrir et, toujours blessé à nouveau, il se contente d'embaumer la hache qui le frappe.

4° **Voisinage des Eaux chaudes.** — Les sources thermales influencent le climat :

1° En modifiant la thermologie climatique;

2° En agissant sur l'essence même du climat : l'*air*, dont l'hygrométrie est justement augmentée par la présence de ces eaux.

Elles y apportent de la moiteur, presque du velouté, si l'on peut s'exprimer ainsi, en ajoutant à un air déjà aromatisé par les pins, les qualités spéciales attribuées à toute vapeur sur certaines membranes lésées.

La nappe d'eau hyperthermale de 60° à l'émergence des sources est si voisine de la surface du sol que, par exemple, dans le parc des Baignots, elle se trouve à 4 m. 50 seulement.

Il en résulte que la présence de cette masse d'eau presque bouillante agit en sous-sol comme un immense calorifère naturel. Mais plus active encore est la vapeur d'eau contenue dans l'atmosphère.

Cette vapeur fait de Dax une *magnifique salle d'inhalation à l'air libre*. Ce rôle peut être complété par le séjour méthodique du malade au voisinage du griffon des sources

Plus irritable sera l'inflammation, plus la respiration d'un air moite et doux pansera heureusement la plaie. Nul aujourd'hui ne nie l'action décongestionnante de la vapeur d'eau chaude.

Telle est la structure générale de *Dax climatique*, nous n'en dirons pas davantage pour le moment sur cette question intéressante, notre présent ouvrage ayant surtout en vue *Dax-Thermal*.

Cependant pour ceux de nos confrères ou de nos lecteurs désireux d'étudier plus à fond la climatologie dacquoise, nous avons placé à la fin de ce volume une petite étude spéciale, résumé de l'opuscule par nous publié sur « Dax station climatique hivernale » dans notre travail intitulé : « OU FAUT-IL, EN FRANCE, PASSER L'HIVER? »

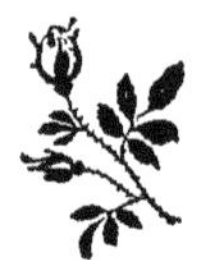

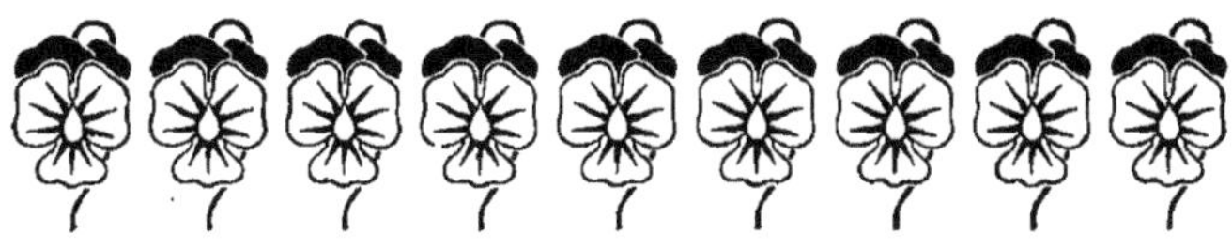

II

Action de l'Eau thermale.

L'EAU thermale de Dax est utilisée :

A l'intérieur : en boisson;

A l'extérieur : en bains et douches; à l'état de vapeurs naturelles dans les étuves.

I. — ACTION DE L'EAU THERMALE A L'INTÉRIEUR

A l'intérieur, elle est employée de temps immémorial.

« Il y a, en ville de Dax [1], trois choses belles et singulières qui ne se trouvent à peine ensemble en ville de l'Europe : la première est l'église épiscopale appelée la grande Eglise Notre-Dame, la seconde

1. *Les Antiquités et Recherches des villes, des châteaux*, etc., 1668.

est la ceinture de murailles de ladite ville, la troisième sont les bains qui sont dans ladite ville, lesquels sont si beaux, si salubres et de grande vertu, que tous ceux de la ville et d'alentour et plusieurs autres d'assez loin pays viennent fréquenter lesdits bains pour boire de l'eau et se baigner dedans, estant l'eau fort belle, claire et bonne à boire sans aucun mauvais goust ; bien au contraire, aussi douce et meilleure que nulle eau de fontaine, tant à boire seule qu'à mettre dans le vin, comme on fait communément, estant toutefois refroidie (cette eau guérit des gouttes, rhumes, et plusieurs autres maladies), car autrement elle est en sa source, qui est grande et ample, aussi chaude ou plus que la plus brulante eau qui soit dessus le feu, et si extrêmement chaude que si aucune beste est mise dedans, elle est incontinent morte et cuite. »

En 1759 [1], le docteur Dufau écrivait : « Les eaux de Dax prises à l'intérieur, à jeun, constituent un remède assez efficace pour rétablir l'estomac affaibli et forcé, pour ainsi dire, par des excès fréquents; il faut, dans ce cas, en faire sa boisson ordinaire, et, outre cela, en prendre le matin quelques verrées bien chaudes. »

Carrère [2] nous apprend qu'en 1765 « l'une des

1. Dufau, *Observations sur les Eaux thermales d'Acqs*, par Dufau, docteur en médecine, membre de l'Académie de Bordeaux, conseiller, médecin ordinaire du roi, MDCCLIX.

2. Carrère, *Catalogue des ouvrages qui ont été publiés sur les eaux minérales en général et sur celles de la France en particulier*, Paris, MDCCLXXXV.

sources des Baignots servait exclusivement à l'usage interne ».

Ces habitudes se sont conservées, et un grand nombre de Dacquois ne pourraient aujourd'hui « commencer la journée » sans avoir absorbé à jeun leur verre d'eau chaude légèrement sucrée et additionnée de quelques gouttes d'eau-de-vie [1]. C'est un spectacle curieux que de voir, le matin, dès l'aube, les nombreux indigènes venir à la queue leu leu emplir leurs cruches, après en avoir absorbé un ou deux verres au moins, la plupart s'imaginant du reste que plus grande sera la quantité de liquide absorbé meilleur sera le résultat?

Les Dacquois sont très fiers, et à juste titre, de leur belle source chaude; mais ils nous semblent en exagérer considérablement les propriétés. Les bonnes femmes, les donneuses de conseils (et Dieu sait si notre pays en est largement doté!) la mettent à toutes les sauces et en font une véritable panacée : pas de bons cataplasmes, pas de bains de pieds efficaces, pas de clystères heureux, sans l'eau de la Néhe; elle a même, ajoutent certains, la propriété de préserver d'un grand nombre de maladies.

« Des boissons aqueuses prises en abondance, dit

1. C'est une façon locale de *tuer le ver* et un moyen de se persuader que l'on ne prend pas d'alcool ou qu'avec l'eau chaude *naturelle* il est inoffensif. La plupart des débits de vin vendent en effet le matin l'*eau chaude* et ces deux mots sont écrits sur leurs devantures. Mais au lieu de la boire pure les consommateurs l'additionnent fortement de rhum ou d'eau-de-vie, à tel point qu'ils absorbent non de l'*eau chaude à l'alcool* mais de l'*alcool à l'eau chaude*.

Moeller [1], amènent une diurèse plus ou moins forte, une excrétion plus grande d'urée, de chlorure de sodium, d'acide phosphorique et sulfurique, ainsi que cela résulte des expériences de Genth et Mosler, de Becquerel, Chossat, Lehman et de Falk. L'ingestion de 2 à 4 litres d'eau augmente d'un cinquième environ la quantité d'urée excrétée normalement... Il est très probable qu'un grand nombre d'eaux minérales doivent, au moins en partie, leur efficacité à l'action diurétique et de lavage que détermine la simple ingestion de l'eau. On peut utiliser cette donnée pour faire résorber les exsudats, expulser de l'acide urique accumulé dans l'organisme, évacuer les éléments constitutifs de la bile retenus dans le corps et rendre perméables des canalicules urinaires obstrués, enfin éliminer certains poisons. »

« Si, dit M. le professeur Bouchard [2], on veut faciliter la dissolution de l'acide urique, si l'on veut, par l'eau ingérée, produire un effet de dissolution sur les urates déposés dans les tissus, il faut que cette eau ne fasse pas que traverser le sang pour s'éliminer immédiatement par les reins ; il faut qu'elle reste dans l'organisme, qu'elle dilue le sang, qu'elle passe dans les tissus. On obtiendra ce long séjour de l'eau dans l'organisme en faisant usage de l'eau chaude.

« Si l'on veut au contraire provoquer une élimi-

1. *Traité pratique des Eaux minérales et éléments de Climatothérapie*, par le Dr Moeller, Bruxelles, 1892.

2. *Maladies par ralentissement de la nutrition.*

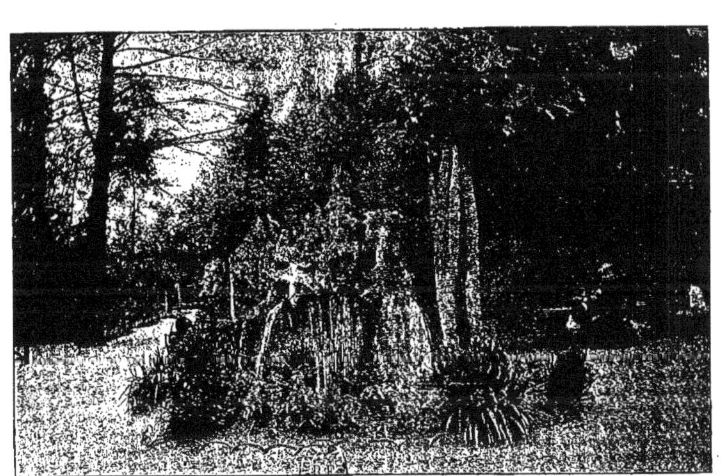

PETIT GEYSER DE L'ÉTABLISSEMENT THERMAL DES BAIGNOTS

nation rapide, faire passer sur ces concrétions déposées dans les reins ou dans la vessie un courant d'eau à peine chargée d'urates et plus capable par conséquent de laver et même d'user les graviers, l'eau froide sera préférée, car, à l'inverse de l'eau chaude, elle contracte les vaisseaux des organes abdominaux, et, transportant dans la grande circulation le sang accumulé dans le système de la veine porte, augmente la tension artérielle et sollicite la fonction rénale.

« C'est le matin qu'on administrera l'eau froide, l'eau diurétique. C'est avant le sommeil que l'on conseillera l'ingestion de l'eau chaude. »

Les observations journalières que nous faisons depuis un grand nombre d'années viennent confirmer très exactement les vues de l'éminent professeur. En effet, chez la plupart des rhumatisants ou goutteux qui font usage de notre eau thermale, l'*élimination rapide de sable urique* est la règle.

Mais nous avons observé qu'en augmentant progressivement et graduellement la quantité d'eau chaude ingérée, les résultats obtenus pour l'élimination des urates étaient plus rapides et plus complets que par l'usage de l'eau froide, telle que la conseille M. Bouchard.

L'usage interne de l'eau seconde puissamment l'effet des bains de boue. Par son introduction dans l'économie, elle agit sur tous les émonctoires et contribue ainsi à l'élimination des déchets dont la rétention ne peut qu'être nuisible à l'économie.

Nous voyons toujours avec plaisir les baigneurs boire de l'eau chaude et nous les engageons journellement à activer leur cure balnéaire par l'usage de ce moyen.

Au lieu de faire ingérer au malade l'eau chaude en plusieurs fois dans la journée — comme nous le faisions jadis — nous nous trouvons mieux de la formule suivante :

Après le traitement du matin d'abord et une heure après le petit déjeuner du matin ensuite, nous engageons nos rhumatisants à absorber, en l'espace de trois heures, de 3 à 6 verres d'eau, en leur recommandant de marcher dans l'intervalle : nous obtenons ainsi une diurèse plus franche et plus abondante.

L'après-midi le malade n'en absorbe pas.

Voici, d'une façon générale, les effets que nous observons :

Sensation immédiate de chaleur agréable à l'estomac ;

Stimulation générale des fonctions digestives ; l'appétit est excité et la digestion se fait plus rapide et plus complète ;

Modification rapide de la sécrétion urinaire au point de vue de la qualité et de la quantité (les urines deviennent claires, limpides, et leur quantité est considérablement accrue) ;

Précipitation sédimenteuse (urique ou phosphatique) ;

Élimination plus grande de substances organiques (urée, acide urique).

Si l'on dépasse 2000 grammes, l'action de l'eau se traduit souvent par des effets sur les organes du bassin; il s'ensuit dans l'intestin un gargouillement suivi d'évacuations liquides plus ou moins abondantes et sans la moindre sensation douloureuse.

Nous devons également noter que la sécrétion biliaire est activée; la couleur des selles en est la meilleure des preuves.

Si on ingère une très grande quantité d'eau, les effets, de laxatifs qu'ils étaient, deviennent franchement purgatifs, par véritable indigestion; en outre, à dose élevée, ils peuvent occasionner des vomissements.

C'est en général à la dose de 1 000 à 1 500 grammes et quelquefois davantage (cela dépend de la façon dont elle est supportée) que nous ordonnons l'eau thermale.

Notre but, en effet, étant de faire parvenir dans le sang une grande quantité de liquide, afin d'y provoquer des modifications matérielles et d'influencer la nutrition, la résorption, les sécrétions et les excrétions, nous pensons que ces doses ne sont pas exagérées, d'autant mieux, qu'administrées par quantités fractionnées, *de demi-heure en demi-heure par exemple*, elles sont généralement très bien tolérées par l'estomac. Il arrive souvent que certains malades ont une telle répugnance pour l'eau chaude qu'ils ne peuvent l'avaler, même en petite quantité; à ceux-là nous conseillons de la boire *refroidie*, ou entre les repas ou en mangeant, mêlée au vin.

Comment expliquer ces effets bienfaisants et cette modification générale de l'économie sous l'influence de l'ingestion de l'eau thermale?

Nous serions disposé à penser qu'en outre de l'effet *mécanique* on est en droit de soupçonner une sorte d'action *élective* de l'eau sur les muqueuses.

Quoique notre eau thermale soit peu minéralisée, nous pensons néanmoins qu'on doit tenir compte des principes qu'elle contient, et que ceux-ci ont une bonne part d'action dans les effets thérapeutiques obtenus; il n'y a, dans cette hypothèse, ce nous semble, rien d'illogique.

N'est-elle pas en effet, plus riche que *Contrexéville*, *Vittel*, *Évian*, qui sont, elles, *moins minéralisées que la plupart des eaux potables* et qui, malgré cette infériorité minérale, ont acquis une grande et très légitime réputation dans le traitement de certaines affections de l'appareil urinaire?

On a écrit avec beaucoup de raison qu'on ne saurait déduire les vertus d'une eau minérale de sa composition chimique, et Chaptal a très bien exprimé cette idée en disant que « *quand on analyse une eau minérale, on dissèque un cadavre* ».

Il ne suffit pas, en effet, comme on a une trop grande tendance à le faire, de passer en revue les divers éléments d'une eau thermale et de les disjoindre pour conclure à leur efficacité tirée de la présence de tel ou tel composant.

La nature ne nous les présente pas ainsi. Dans l'eau naturelle, les sels forment un tout, homogène, indivis, où se produisent des combinaisons sur lesquelles l'analyse chimique reste muette et dont nous ne pouvons apprécier les effets thérapeutiques.

Ils constituent un médicament complexe, qui agit comme unité.

« Impatients d'un résultat pratique, dit le docteur G. Delfau [1], les médecins sont souvent injustes envers la chimie. Ils lui reprochent de ne pas livrer, avec le secret de la nature de l'eau, celui de son mode d'action.

« Expliquer l'action physiologique et thérapeutique de l'eau, le chimiste n'en a cure, et bien fait-il. Est-ce là son rôle?

« La chimie résout l'un des éléments du problème. De quel droit lui demander davantage? Elle remet aux mains du médecin un agent, un médicament dont elle a déterminé d'une manière plus ou moins complète la nature : à lui d'en déterminer l'action sur l'homme sain et sur l'homme malade.

« Ah! si de la composition d'une eau telle que l'analyse chimique nous la montre, on pouvait déduire sûrement son action physiologique et son action thérapeutique, une classification chimique serait parfaitement de nature à nous satisfaire. Mais à qui se bercerait d'une telle illusion, l'expérience infligerait plus d'un cruel démenti!

« L'analyse chimique d'une eau minérale d'ailleurs ne suffit pas seule à constituer sa nature;

1. Gérard Delfau, *Du rang de Capvern en Hydrologie médicale*, 1882.

sans parler des conditions encore mal déterminées, ou même inconnues, il faut tenir compte des conditions de thermalité, d'état électrique, de climat, etc. »

Comment expliquer, par exemple, par des considérations chimiques, que 4 à 6 centigrammes de carbonate de fer ou de sulfure de sodium, contenus dans un litre d'eau naturelle ferrugineuse ou sulfureuse et bus à la source pendant plusieurs jours de suite produisent beaucoup plus d'effet que des doses supérieures de ce même médicament, administrées pures, pendant une année?

Comment se fait-il que les eaux de Plombières, Gastein, Wilbad, dont la minéralisation est *identique à celle des eaux potables de Paris* et de ses environs, possèdent des propriétés remarquables que l'on chercherait en vain dans celles de la capitale?

Toute interprétation scientifique de ces faits paraît bien difficile et, devant l'obscurité qui enveloppe cette question, on comprend que les anciens aient placé auprès de chaque source une déesse (*dea pietosa*), une nymphe bienfaisante à laquelle ils attribuaient les vertus des eaux.

Celles-ci offrent des secrets impénétrables et elles sont comme la statue d'Isis, qui, le visage voilé, montre du doigt cette sentence humiliante : « *Nul mortel n'a levé mon voile.* »

De ce que, dans certaines affections d'origine arthritique, et chez les goutteux et graveleux notamment, nous obtenions par l'usage interne de l'eau de

Dax de très bons résultats, il ne s'ensuit pas que nous voulions poser notre station comme supérieure ou même égale à celles réputées spéciales pour la goutte viscérale; mais ce que la pratique et l'expérience journalières nous permettent d'affirmer, c'est qu'en boisson, ces eaux, méthodiquement administrées, peuvent rendre les mêmes services et produire les mêmes résultats cliniques, surtout chez les goutteux et les néphrétiques qui, il ne faut pas l'oublier, doivent, en règle générale, *éviter des eaux énergiques et fortement minéralisées.*

A ce titre, et nous basant sur les nombreuses observations dont nous sommes tous les jours le témoin, nous estimons que l'usage concomitant de l'eau à l'intérieur ne peut qu'être favorable aux arthritiques si souvent atteints de lithiase rénale ou hépatique.

II. — ACTION DE L'EAU THERMALE A L'EXTÉRIEUR

1° **En Bains.** — En bains, les effets de nos eaux thermales sont subordonnés à la température et à la durée d'application.

Suivant le degré, elles sont *sédatives* (de 33° à 36°), *excitantes* (40°), *révulsives* (45° et au delà); leur action est celle de toutes les eaux thermales dites *indéterminées.*

« C'est aux applications variées de la température,

dit le docteur Candellé [1], que l'on doit rapporter la majeure partie de leurs effets. Quelques-unes, comme Évian, ne permettent aucune explication satisfaisante de leurs effets tirés de leur composition. Cependant on les voit produire de bons résultats, soit en boisson, soit en bains. Tantôt l'effet est sédatif, abstraction faite de la température et de ses qualités excitantes; c'est ainsi que les bains usités dans ces stations sont particulièrement favorables aux névropathes et en général à tous les malades chez lesquels la sédation est indiquée; tantôt elles ont un pouvoir révulsif et tonique général qui s'exerce sur la peau et sur l'ensemble de la constitution que l'on modifie selon la durée, le degré de la chaleur et qui n'a rien d'emprunté aux éléments minéralisateurs. »

« Il est assez difficile, dit Moeller [2], de dire si la minéralisation si minime de ces eaux indifférentes leur communique des propriétés autres que celles de l'eau ordinaire. La grande majorité des hydrologues leur accorde une action physiologique et thérapeutique réelle. Ils sont plus divisés lorsqu'ils veulent en donner l'explication.

« Il en est qui croient à l'existence d'un état électrique spécial. Telle était la théorie qui, émise pour la première fois en 1834 par Baumgaertner, fut reprise en 1864 par Secoutetten (de Metz), et a été

1. Candellé, *Manuel pratique de médecine thermale.*
2. *Loc. cit.*

récemment défendue à nouveau par Pröl (de Gastein), Heyman et Krebs (de Wiesbaden), Schuster (d'Aix-la-Chapelle), et enfin par von Waltenhofen (de Gastein)[1]. Nous pensons que la question doit être tenue en suspens; les expériences de von Waltenhofen sont très sérieuses et méritent l'attention des savants. Si elles se confirment, il n'est pas douteux que les eaux minérales indifférentes ne possèdent une action organique que l'eau de fontaine n'a pas. »

Nous n'insisterons pas sur les effets des bains de Dax pris à température *neutre*, *indifférente*, c'est-à-dire à 33°-36° centigrades; ils sont les mêmes que dans toutes les stations d'eaux peu minéralisées, et ils se traduisent toujours par la *sédation*.

A température élevée, les effets physiologiques du bain thermal sont analogues à ceux observés dans les bains de boues, avec cette différence que le séjour dans l'eau thermale pure est plus difficile que dans le bain de boues. Quant aux effets thérapeutiques, nous devons déclarer qu'ils sont plus rapidement et plus sûrement obtenus par la cure des boues.

Jusqu'à l'heure, le bain d'eau thermale a été un peu négligé dans notre station au profit du bain de boues, qui constitue la base traditionnelle et peut-être trop exclusive de la cure de Dax; c'est un tort, croyons-nous, car sans vouloir enlever à la boue

1. Sitzungs-Ber, *d. Kais-Acad. d. Wissenschaft*, XCII. Déc. 1885.

aucune des qualités thérapeutiques dont elle jouit, à juste titre du reste, nous estimons que, dans certains cas, on aurait tout avantage à prescrire des bains minéraux, soit tempérés, soit à température croissante, selon la méthode du professeur Lasègue [1],

Cette pratique de la balnéation *tempérée* n'est-elle pas celle de Néris, de Plombières, qui exploitent, avec un incontestable succès du reste, des eaux moins minéralisées que les nôtres et qui ont sur nous ce désavantage de n'avoir pour seule et unique ressource que leur eau thermale?

Et pourquoi, dès lors, négligerions-nous ce moyen que le débit considérable de nos sources nous rendrait si facile, et dont l'application conviendrait si bien aux rhumatisants nerveux et excitables?

2° **En Douches.** — Il nous paraît inutile d'entrer dans des considérations détaillées au sujet des effets obtenus par les douches avec l'eau de Dax; ils ne diffèrent en rien de ceux obtenus ailleurs par l'emploi de ce procédé, et ici, comme dans les autres stations, ils sont subordonnés à la température de

1. Cette méthode, dont le professeur Lasègue retira de si bons résultats à la *Pitié* et qu'il recommandait comme très pratique à ses élèves, est des plus simples. Voici en quoi elle consiste : Prendre un bain tous les deux jours; y rester de 10 à 20 minutes au plus et pendant ce temps faire monter la température de l'eau autant et *plus même* que la sensibilité du malade le permet. Maximum : 46° centigrades. Le bain sera continuellement agité par une personne, laquelle se chargera en outre de régler le débit de l'eau chaude et surtout d'exhorter le malade à endurer *encore un peu d'eau*.

l'eau, à la hauteur de sa chute, au diamètre des ajutages, au mode d'administration, etc., etc.

L'application continue de l'eau, jointe au calorique élevé de cette eau, exerce sur les tissus qui reçoivent la douche une stimulation bientôt suivie d'une réaction vitale énergique. Les parties frappées deviennent rouges, et sont le siège d'une douleur obtuse qui se change bientôt en une sorte d'engourdissement anesthésique. Peu de temps après, ces mêmes parties subissent un travail de réaction, s'injectent, se gonflent. Ces phénomènes, facilement appréciables, parce qu'ils se passent sur la peau, doivent donner l'idée de ceux qui s'opèrent dans l'intimité des organes, car la douche ne borne pas son action à la surface extérieure. L'ébranlement qu'elle occasionne retentit et se propage dans la profondeur des tissus dont elle change la vitalité en y réveillant une activité nouvelle.

Nous employons ordinairement pour nos rhumatisants la douche en pluie et la douche en jet, à lance mobile.

La durée de la douche en pluie est toujours plus longue que celle de la douche en jet; nous la faisons donner tantôt générale, tantôt localisée, mais toujours sans pression, sur les jointures atteintes.

Au moyen d'un appareil spécial, nous évitons, quand nous le jugeons utile, la percussion de l'eau sur les articles malades.

Nous devons faire observer que la douche peut

devenir une arme à double tranchant si elle est intempestivement ou maladroitement appliquée.

Il faut admettre ce fait qu'un arthropathique, quel qu'il soit, lorqu'il se trouve en face du doucheur, ne manque jamais d'engager ce dernier à diriger tout spécialement le jet de la douche sur les articulations qui sont les plus atteintes.

Plus la percussion sera forte, meilleur, à ses yeux, doit être le résultat : c'est le raisonnement que se font presque tous les malades.

Avec ce système déplorable, admis, du reste, par la plupart des doucheurs généralement ignorants, et contre lequel on est journellement obligé de réagir, on arrive à déterminer bien vite, par traumatisme, le réveil aigu des douleurs et à appeler le processus inflammatoire vers l'article ainsi contusionné.

On ne saurait trop prévenir les malades du danger qu'ils courent en faisant, le plus souvent malgré l'avis du médecin, frapper avec violence les articulations qui sont ou ont été douloureuses.

Nous faisons surtout allusion aux douches *en jet*, données avec force, car les douches avec la *pomme d'arrosoir* ne nous semblent pas avoir les mêmes inconvénients. C'est, en effet, de ce dernier mode que nous nous servons pour les douches *locales*. Dans l'administration de celles-ci, il est toutefois une précaution indispensable au rigoureux emploi de laquelle on ne saurait trop veiller, c'est d'éviter le choc, la chute trop violente, le traumatisme exercé par l'eau tombant d'une trop grande hauteur, ce qui occasionnerait des accidents analogues à ceux de la douche en jet. Afin de parer à l'éventualité de cet accident, nous avons l'habitude de faire dévisser la pomme d'arrosoir et de faire insérer dans le pas de vis devenu libre un long ajutage métallique terminé par une pomme trouée, au-dessous de laquelle le malade vient placer successivement ses articulations malades. De cette façon il n'y a pas le moindre choc; l'eau vient, pour ainsi dire, lécher les jointures : c'est une douche de *lotion*, active surtout par la révulsion due au calorique de l'eau employée.

Les douches sont généralement à une température variant de 40° et 48°.

Très souvent aussi, nous faisons suivre le bain de boues du matin d'une douche en pluie à 14°, et nous faisons administrer le soir une douche écossaise (applications chaudes et froides se succédant alternativement), précédée ou non d'une douche en pluie chaude. Cette formule réussit très bien chez les rhumatisants lymphatiques.

On comprendra aisément que par la perturbation considérable qu'elles déterminent dans l'organisme, ces douches constituent un agent aussi puissant que salutaire dans certains cas déterminés.

« Il n'y a pas dit, Regnault[1], de moyen plus puissant que la douche écossaise pour forcer la contraction de la fibre musculaire, ranimer l'action du sys-

1. Regnault, *Bourbon-l'Archambault, ses Eaux minérales*, Paris, Masson.

tème vasculaire, produire dans toute l'économie des réactions aussi profondes que brusques.

« C'est à l'aide de cette douche qu'on peut résoudre l'œdème passif, soit général, soit local, comme celui qui affecte si douloureusement, dans certains cas, les membres paralysés; fondre les engorgements rebelles comme ces masses de tissu lardacé qui persistent autour des tumeurs blanches des articulations; rappeler la sensibilité, le mouvement dans les membres paralysés, vaincre l'atrophie des organes ou ranimer leur indolence et porter la vitalité presque dans le tissu aréolaire des os et dans leurs ligaments. »

3° **Étuves humides.** — Dans l'ouvrage qu'il publia sur Dax, en 1759, le docteur Dufau [1] écrivait : « Le souvenir des étuves naturelles que j'ai remarquées dans le royaume de Naples et les effets admirables que j'ai vu opérer à ces sortes de bains vaporeux, m'avaient fait souhaiter qu'on voulût profiter de cette commodité pour en construire un dans cette ville de Dax à peu près dans ce goût qui imiterait ces étuves ou qui pourrait en tenir lieu. »

Ces désirs du docteur Dufau sont depuis longtemps réalisés et les principaux établissements de la station possèdent des étuves naturelles qu'on utilise journellement, et avec grand succès, dans certaines affections rhumatismales ou goutteuses.

1. *Loc. cit.*

Ces étuves offrent deux particularités intéressantes, tant au point de vue de l'installation que de l'origine de la vapeur utilisée. En effet, elles sont constituées par des chambres voûtées, directement établies au-dessus des griffons des sources, de telle façon qu'au lieu de recevoir la vapeur forcée d'une machine le malade est enveloppé par la buée naturelle qui se dégage des sources situées sous ses pieds.

Cette buée thermale naturelle est, on le comprend, beaucoup plus agréable, plus douce, moins pénible à supporter que la vapeur artificielle, âcre et irritante, et ne laisse pas après elle cette sensation de fatigue, d'épuisement et de lassitude générale que l'on éprouve à la suite d'un bain d'étuve ordinaire. Chaque étuve possède un lit quadrillé placé sur l'orifice d'accès des vapeurs thermales et des appareils pour douches en pluie et en jet à eau minérale chaude et froide : dans toutes il existe également un petit récipient dans lequel on peut faire arriver l'eau froide pour s'ablutionner la face.

Ces étuves naturelles constituent un agent thérapeutique très précieux dans certaines maladies, et les résultats qu'elles donnent sont des plus remarquables.

Elles constituent un révulsif utile qui excite puissamment la vitalité générale, remonte l'organisme (*membra novat*, dit le poète) et procurent un sentiment accentué de bien-être indéfinissable, de force et de souplesse.

La première des indications à observer dans le

traitement du rhumatisme et surtout de la goutte étant de faire fonctionner d'une façon très active l'enveloppe cutanée, de façon à lui permettre d'éliminer les produits dont la rétention paraît entretenir le mal, nous estimons que la cure par les bains d'étuve doit, dans certains cas particuliers, être préférée au bain de boues.

La peau des arthritiques étant en général sèche, rugueuse, furfuracée, c'est au rétablissement ou à la régularisation de ces fonctions qu'il faut s'adresser. Grâce aux sudations le fonctionnement des nombreuses glandes sudoripares plongées dans le tissu qui les double est animé; les excrétions épidermoïdales sont activées et une voie nouvelle est ainsi ouverte aux principes morbides enfermés dans l'économie.

« Il y a, dit le docteur E. Monin [1], une différence physiologique capitale entre le bain d'étuve *sèche* constitué par un milieu d'air chaud et le bain de vapeurs *humides*, constitué par de la vapeur aqueuse.

« L'étuve humide ne détermine guère une déperdition de poids, tandis que le bain turc ou bain d'air sec fait notablement maigrir. Les expériences comparatives de Flemming sur lui-même prouvent aussi que l'étuve sèche élimine de l'économie, pendant un temps relativement court, une quantité de matériaux organiques considérable.

« On peut supporter, durant quelques minutes,

1. Docteur E. Monin, *L'Hygiène des riches*, Paris, O. Doin, 1891.

une chaleur sèche, voisine de 100°. A la fin du siècle dernier, une expérience de ce genre fit courir tout Paris. La jeune servante d'un boulanger séjournait douze minutes dans un four chauffé à 128° centigrades, température de la cuisson du pain. Le fait, contrôlé par les docteurs Duhamel et Tillet, se trouve relaté dans les Mémoires de l'Académie royale. Il s'explique aisément par l'exhalation cutanée liquide et périphérique que produit l'évaporation d'une grande quantité de sueur. Le calorique, incessamment soustrait à la peau, devient *latent*, comme disent les physiciens, et empêche l'intérieur du corps de se mettre en équilibre avec le milieu ambiant, ce qui causerait rapidement la mort.

« Le bain de vapeurs d'eau si usité contre le rhumatisme chronique, les névralgies, etc., est beaucoup plus difficile à supporter que l'étuve sèche. En voici le motif : l'air au sein duquel se trouve l'individu qui est exposé étant saturé de vapeur, ne peut recevoir celle qui provient de la transpiration cutanée ; or, celle-ci est au niveau, par suite, de la haute température à laquelle la peau est soumise. Il en résulte une sensation de gêne, de malaise et d'anxiété qui ne permet pas d'en subir longtemps l'influence, si du moins la température en est trop élevée.

« On supporte mieux un bain d'étuve sèche à 75° qu'une étuve humide à 50° ; de même la chaleur humide de Madagascar est plus pénible que les températures sèches les plus élevées du désert. Cela nous explique pourquoi les bains de vapeur d'eau constituent une médication plus perturbatrice que le bain turc; si ce dernier peut, à la rigueur, être revendiqué par l'hygiène, l'étuve humide fait partie intégrante de l'arsenal médicamenteux. »

Quant aux effets physiologiques produits par le bain de vapeurs humides, les voici tels qu'ils sont décrits, après expérience personnelle, par le docteur Krishaber [1]. Ce médecin s'était soumis à un traitement par les bains de vapeurs et en avait profité pour étudier les effets immédiats des milieux ambiants à température très élevée. Il désirait savoir comment se comportent la température du corps, la circulation et la respiration pendant le séjour dans l'étuve et quelle est la relation entre la température ambiante et les phénomènes provoqués. Cette relation, facile à obtenir dans l'étuve sèche, ne le fut pas autant dans l'étuve humide, la densité de la vapeur étant restée inconnue.

« A 6 h. 10, le docteur Krishaber entra dans l'étuve humide, qui était d'abord à 40°, puis à 45°. Il y resta 40 minutes.

« A 6 h. 35, température axillaire 39°,2. A 6 h. 40, température axillaire 39°,6. Pouls 170. A 6 h. 45, température 40°. A 6 h. 48, température 40°,1. Pouls 185. A 6 h. 50, température 40°,2. Pouls incomptable. Sortie de l'étuve à vapeur : nausées, céphalée.

1. Des effets physiologiques des bains d'étuves, *Gazette des Hôpitaux*, 1879.

Douche tiède de 30° pendant 2 minutes suivie immédiatement d'une douche de 22° et finalement d'une douche de 16°. A 7 h. 30, température axillaire 39°,9. A ce moment la céphalée a disparu, soif ardente. »

Nous devons faire remarquer que ces observations sont le résultat d'une *expérience* et que la durée du bain de vapeurs, en la circonstance, a été plus longue qu'elle ne l'est ordinairement. Aussi, ne peut-on faire une comparaison bien exacte avec ces résultats physiologiques expérimentalement obtenus et ceux que nous constatons chez les malades que nous soumettons à ce mode de traitement.

Les phénomènes observés dans le séjour des étuves humides sont en général les suivants. L'entrée dans la salle de vapeurs est généralement accompagnée d'une impression fort désagréable : la chaleur envahissant les fosses nasales, un sentiment de picotement saisissant les paupières, la bouche et le pharynx, la respiration devient anxieuse; *le malade craint d'étouffer*. Mais cette sensation n'est que passagère et dure à peine une à deux minutes. Au bout de ce temps, la peau commence à se couvrir d'une légère humidité qui n'est que le résultat de la condensation sur la surface du corps de la vapeur ambiante. Bientôt la peau se ramollit, se gonfle, les extrémités des tubes sudorifères s'entr'ouvrent et une légère transpiration s'établit. Le pouls s'accélère et devient plus plein ; la respiration est fréquente, haute, ample, sans être cependant gênée; la peau rougit, s'échauffe et une sensation de fatigue générale, de quiétude, s'empare de tout l'être avec une légère propension au sommeil. Peu à peu, la chaleur de la peau augmentant, une soif vive se déclare : le malade accuse souvent une sensation de prurit, de cuisson générale. Si à ce moment, la douche froide est administrée, dit le docteur Rapou [1], « on se sent délassé, calme, rafraîchi; plus dispos et plus léger. Toutes les fonctions s'exercent avec plus d'aisance et de régularité; il semble qu'il existe plus d'harmonie, et même l'équilibre le plus parfait entre les divers organes de l'économie. »

Les premières séances, dans les salles de vapeurs, sont en général de courte durée et se font dans une étuve où la température est très supportable; ce n'est que peu à peu, et par des degrés successifs, lorsque le malade a bien contracté l'habitude de la chaleur humide, qu'il entre dans une salle à température plus élevée, de 40° à 50°. La durée du séjour dans l'étuve est subordonnée à la maladie et surtout à l'état des forces.

Au bout d'un certain nombre de séances, à moins que le malade ne présente de contre-indications spéciales, nous formulons souvent la douche froide après l'étuve [2]. Cette application nous est utile, car l'étuve souvent répétée et suivie de douches chaudes

1. Méthode fumigatoire.
2. C'est à cette pratique qu'on donne le nom de *bain russe.* Le bain *turc* ou *maure* est l'étuve sèche suivie de douche froide.

exposerait l'organisme à un épuisement préjudiciable qu'on doit éviter. Chaque séance de transpiration, en effet, fait subir au corps une perte qui peut atteindre jusqu'à 400, 600 et quelquefois 800 grammes.

D'après M. Lefebvre (du Nord) [1], il n'est pas indifférent de prendre le bain de vapeurs dans la position assise ou horizontale.

Lorsqu'on prend le bain étant assis, par exemple, dans ce cas, les jambes fléchies et le corps placé verticalement forment, pour ainsi dire, deux angles opposés; de cette position peuvent résulter l'anémie du cerveau, la défaillance, la syncope, en un mot, l'affaiblissement.

La position horizontale est incontestablement la meilleure, à la condition que la vapeur soit bien distribuée, divisée et répartie sur toute la surface du corps.

La durée de l'étuve ne dépasse pas en général 15 minutes. Pour éviter l'action congestive du milieu, il faut avoir, pendant la durée du bain de vapeurs, le soin de mouiller souvent le visage avec de l'eau fraîche.

En sortant de l'étuve, les précautions à ordonner au malade sont des plus minutieuses, car il doit se tenir le plus chaudement possible, se mettre au lit et éviter toute cause de refroidissement.

Le bain de vapeurs est généralement, et selon

1. *Gazette des Hôpitaux*, 1878.

les indications que présente le malade, suivi de quelque autre opération, telle que massage, douche, immersion dans une piscine, enveloppement dans le maillot.

Un grand nombre de malades, imbus de ce préjugé qu'il est imprudent de subir le contact de l'eau froide, le corps étant en sueur, ne s'expliquent pas la pratique de la douche froide après l'étuve et semblent redouter cette opération. Qu'ils sachent donc, ainsi que le disait le savant hygiéniste Bouchardat, que les « affusions, les immersions, les douches, les lotions froides peuvent être administrées sans aucun danger, le corps étant en sueur, pourvu que leur durée ne soit pas trop longue et ne dépassent pas celle de la réaction spontanée. Dans ces conditions, non seulement les applications froides ne sont jamais suivies du plus léger accident, mais elles présentent des avantages précieux. » Un premier essai suffit presque toujours à convaincre les plus sceptiques.

Parmi les reproches adressés aux bains de vapeurs, il en est un que nous tenons à signaler, car il semble avoir cours dans un certain public. On dit que les étuves peuvent produire des troubles cérébraux chez les malades qui en font usage.

Évidemment, si on les prenait sans les précautions qu'indique le vulgaire bon sens, si la durée en était trop longue, la température très élevée, et si on ne tenait pas compte des forces du malade, du caractère de la maladie et des contre-indications qu'elle peut offrir à ce mode de traitement, des accidents sérieux pourraient éclater. Mais si on conseille au malade de renouveler fréquemment pendant le bain l'eau froide qui mouille la serviette dont il doit se couvrir la tête, si on l'engage à se tenir couché sur le lit quadrillé, et à s'ablutionner souvent la face avec l'eau fraîche, on évitera tout mécompte. Il n'y a donc pas de danger dans l'emploi de cette méthode de traitement, à la condition qu'elle soit surveillée et prudemment administrée; l'expérience des siècles en démontre l'innocuité.

Il ne faudrait pas de là conclure à la facilité de son application, et en juger par la routine avec laquelle elle est aujourd'hui employée dans presque toutes les villes; car, les résultats qu'on en obtiendra seront très différents suivant que l'usage en sera dirigé par un médecin qui en aura fait le sujet de ses études, ou par un autre qui, ne s'étant jamais occupé de ce traitement, le prescrirait sans distinction, et quelquefois même pour céder aux instances du malade.

Les contre-indications sont ici nombreuses, et en tête des circonstances qui peuvent et doivent empêcher ce mode de traitement, dans les affections auxquelles il convient le mieux, nous placerons l'âge avancé du malade, son état nerveux, sa faiblesse, l'artério-sclérose, les tendances aux congestions, aux hémorragies, etc., etc.

C'est parce que l'expérience nous a démontré les excellents effets obtenus par les étuves chez certains rhumatisants et surtout chez les goutteux dont le bain de boues, et principalement le bain d'eau minérale, exaspère fatalement les douleurs, que nous sommes partisan de cette méthode dans certains cas particuliers.

Comment ne pourrait-elle pas produire d'heureux résultats, surtout aidée par une cure interne?

N'agit-elle pas ainsi sur les trois grands systèmes d'évacuation : le tube digestif, le système urinaire et la peau?

III

Boues Minérales.

I. — GÉNÉRALITÉS

L'USAGE de la boue, en applications topiques sur les régions douloureuses du corps, n'est point une invention moderne, et les anciens employaient déjà ce moyen dans un but thérapeutique.

Pline le naturaliste[1] en vante ainsi les bons effets dans la goutte :

« *Muscus, qui in aqua fuerit, podagris illitus prodest : item oleo admixto, talorum dolori tumorique.* »

« *La mousse des eaux est utilement employée en liniment dans la goutte : mélangée à l'huile, elle est un bon remède contre les douleurs et les enflures des talons.* »

Par ce mot *muscus*, Pline fait évidemment allusion aux conferves, aux algues qui, semblables à des mousses, surnagent dans les eaux thermales et sont

1. Pline, *Histoire naturelle*, lib. XXXI, cap. XXXVIII.

encore employées de nos jours en frictions dans les affections rhumatismales.

Ces conferves, qui font partie intégrante des boues minérales de Dax, sont journellement utilisées dans les stations de boues italiennes, où elles portent le nom de *muffe*.

Galien[1] rapporte avoir vu à Alexandrie des hydropiques et d'autres malades guéris par des frictions faites avec une terre grasse et argileuse. Il recommande cette médication dans toutes les inflammations, les enflures œdémateuses, les hémorrhoïdes et diverses douleurs fixes.

Jean de Dondis[2] s'exprime ainsi, au sujet des boues exploitées en Italie :

« *Sunt enim qui utuntur cœno seu luto quod residet ab hujusmodi aquis in ipsis fontibus et locis scaturiginis earum apponendo illud supra membra, et tenendo illa sic lutata in sole, donec lutum exsiccatur, quod vehementer adjuvat resolutionem et exsiccationem subcutaneorum morborum.* »

« *Certains font de la boue qu'on trouve à l'état de dépôt sur le griffon même des sources thermales, l'usage suivant : ils se l'appliquent sur les membres qu'ils exposent au soleil jusqu'à ce qu'elle soit sèche : excellent traitement pour les affections sous-cutanées.* »

Michel Savonarola[3] ordonnait des frictions pareilles

1. *Galenus*, X.
2. Johannes de Dondis, *Consideratio de fontibus calidis agri Patavini*, 1370.
3. Michael Savonarola, *De balneis et thermis naturalibus*

pour les tuméfactions articulaires, et lorsque la boue (qu'il faisait appliquer chaude) était refroidie, il faisait laver la partie malade avec de l'eau minérale chauffée et répétait cette opération plusieurs fois par jour. Il considérait, comme une condition essentielle, que la boue fût maintenue à une température chaude constante.

Andréas Baccius[1] rapporte que la vase du Nil, déposée par ce fleuve dans ses inondations annuelles régulières, était souvent employée dans un but médical.

On l'utilisait comme fortifiant et tonique dans les cas de faiblesse consécutive à une longue maladie, contre diverses tumeurs, les douleurs localisées, les contractures des membres, les dermatoses chroniques, etc.

Ces quelques citations prouvent que l'usage de la boue, comme médication topique dans certaines affections, remonte à la plus haute antiquité.

Or, si la vase ordinaire à laquelle font allusion la plupart des auteurs cités, produit de bons résultats thérapeutiques, à plus forte raison la boue minérale, qui se trouve en contact avec les eaux thermales, donnera-t-elle des effets plus certains.

Il n'est pas douteux, en effet, que les boues thermales ne doivent une partie de leurs propriétés aux qualités de l'eau dont elles sont saturées; et si Pline

omnis Italiæ sicque totius orbis proprietatibusque eorum. Junctæ collectiones de balneis, 1553.

1. Andreas Baccius, *De thermis Romæ*, 1622, cap. XVI, XVII, XVIII.

disait avec raison : « *Tales aquæ sunt qualis terra est per quam fluunt* » : « *L'eau emprunte ses qualités aux terrains qu'elle traverse* », nous ajouterons avec non moins de vérité : « *Talis terra est quales aquæ quæ ex eâ fluunt* » : « *La boue emprunte ses propriétés aux eaux qui la traversent.* »

Dans les diverses stations où l'on fait un usage thérapeutique de la boue, les substances employées dans ce but sont loin de présenter toujours des propriétés physiques et chimiques identiques.

Tantôt on se sert des matières qui se déposent au fond d'un golfe de mer, d'une source d'eau douce et minérale, sur les bords d'un lac, dans le lit de quelque rivière, etc., etc.; tantôt c'est dans une tourbière, dans un terrain marécageux ou saturé par quelque filet d'eau minérale que l'on va chercher les éléments nécessaires pour préparer les bains.

C'est à raison de ces grandes différences que les Allemands ont depuis longtemps essayé de faire une classification de ces diverses matières. Et c'est cette pensée analytique qui a donné naissance aux deux expressions essentiellement différentes de *Schlamm* et de *Moor*.

La *Mineralmoor* serait la véritable boue ou *boue marécageuse*, imprégnée naturellement ou artificiellement de sels minéraux et de gaz, tandis que la *Mineralschlamm* serait constituée par les conferves ou matières végétales qui se développent au sein des eaux thermales.

Les Italiens font la même distinction.

Ils appellent *Fanghi* les dépôts spontanés que les eaux minérales abandonnent soit sur le sol, soit dans les réservoirs, et, nous l'avons dit plus haut, ils donnent le nom de *Muffe* à la matière organique, aux conferves qui vivent dans les eaux à haute température.

En France, disent les auteurs du *Dictionnaire général des Eaux Minérales*, on confond sous le nom générique de boues aussi bien les matières minérales que les eaux précipitent spontanément que les matières organiques qui se développent dans les bassins de réfrigération; et pour faire cesser cette confusion, ils proposent de diviser les boues en deux catégories, sous les noms de *Limon minéral* et de *Limon végétal.*

Par *Limon minéral*, ils entendent parler des boues soit minérales, soit marécageuses, dans lesquelles l'humus et les matières organiques du même ordre, le fer et beaucoup de sels alcalins, terreux et métalliques, constituent les éléments principaux.

Le *Limon végétal* est constitué par les matières végéto-thermales, les conferves de toutes sortes que l'on rencontre dans les eaux à thermalité élevée.

Les boues de Dax offrent cette particularité originale et très importante qu'elles sont constituées, ainsi que nous l'expliquerons plus loin, par les *deux éléments réunis : minéral et végétal.*

Utilisées depuis un temps immémorial, d'une façon plus ou moins empirique, sous forme de bains pris soit en plein air, soit dans des établissements primitifs, elles sont aujourd'hui employées d'une façon méthodique, scientifique ; et les résultats que l'on retire de leur application, dans certaines affections, ont largement contribué à la diffusion de la notoriété thérapeutique de la station.

Il est permis de penser que si les hommes des cavernes choisirent, entre toutes les régions, les bords de l'Adour, c'est qu'ils trouvèrent un grand bien-être au sortir des périodes glaciaires à détendre leurs membres glacés dans ces merveilleuses sources d'eau chaude. Serait-il hasardeux d'exprimer l'idée qu'ils durent tout aussi bien se plonger dans les trous des boues que dans les eaux thermales?

N'est-il pas prouvé aujourd'hui que certains rhumatismes, dus à des causes de déchéance vitale, à des séjours en lieux froids et humides, sont justement désignés de nos jours *maladies des troglodytes*, par le seul fait que les observations anatomiques faites sur les préhistoriques ont permis pleinement d'établir le fait sans réfutation possible.

Ainsi à cette maladie, aussi ancienne que le monde, la nature déjà dispensait largement ses ressources merveilleuses. Cet usage si lointain des boues de Dax se perd dans la nuit des temps, mais les bords du fleuve continuèrent à être le berceau de la station, et c'est de là que la tradition fait surgir une cure merveilleuse et non moins singulière qui valut à Dax le commencement, consacré par l'histoire, de son antique et grande renommée.

« Un soldat romain, en garnison à Dax, avait un

chien qu'il aimait beaucoup, mais qui, à son grand regret, était gravement atteint de rhumatisme. Presque entièrement perclus et en proie aux douleurs les plus vives, le pauvre animal était devenu, de la part de son maître, l'objet de soins tout particuliers. Déjà, depuis bien des jours, il n'avait cessé de lui appliquer, mais inutilement et sans succès, une foule de remèdes utilisés en pareil cas, lorsque la compagnie dont il faisait partie, reçut l'ordre d'aller renforcer en Espagne le corps expéditionnaire. Dès ce moment, jusqu'au jour de son départ, le soldat, redoublant de soins, eut recours aux médicaments les plus héroïques; mais ce fut inutilement : rien n'y fit. A bout de moyens, et finalement convaincu que son fidèle compagnon ne pourrait le suivre, et qu'il était conséquemment voué à une mort prochaine, il résolut de le noyer pour le soustraire aux tortures de la faim. A cet effet, s'armant d'un suprême courage, il le jeta dans l'Adour, au moment même de son départ. Le courant, bien plus que les efforts que le pauvre animal put faire pour regagner le rivage, l'entraîna au sein des boues thermales où il dut forcément s'arrêter. Après une immersion dont on ignore la durée, le rhumatisé put en sortir pour assouvir sa faim. Son instinct l'y ramena ensuite plusieurs fois pour compléter la cure.

« Mais quelles ne furent pas, à sa rentrée à Dax, la surprise et la joie du militaire en apercevant le fidèle animal qu'il croyait mort, accourir à sa rencontre, l'obséder de caresses et lécher avec amour les mains qui l'avaient sauvé avec l'intention de le faire périr!

« A son retour à Rome, il conta l'aventure. Elle eut un tel retentissement qu'elle parvint aux oreilles de l'Impératrice, par l'entremise d'une de ses femmes qui la tenait du militaire en personne. L'impression qu'elle en ressentit fut telle qu'elle voulut venir aux bains de Dax pour en essayer les effets sur elle-même. Une suite aussi brillante que nombreuse se fit un honneur de l'y accompagner. Cet événement extraordinaire décida de la fortune de la station. Portée dès lors à son apogée, elle n'eut bientôt plus de rivales[1] ».

César lui-même amena dans la station sa jeune fille Julie qui y retrouva la santé.

C'est depuis le séjour à Dax de l'empereur romain que Dax changea de nom et que d'*Aquæ Tarbellicæ*[2], il devint *Aquæ Augustæ*.

Sans doute le lecteur ne sera pas fâché de feuilleter avec nous quelques pages curieuses écrites durant les derniers siècles sur les ressources thermales de notre station. Il y verra fleurir les méthodes empiriques, d'où se dégagent pourtant les premiers aperçus raisonnés sur l'emploi des eaux ou bains de boues.

En 1746, M. de Bordeu[3] s'exprimait ainsi au

1. Hector Serres, *Les Boues végéto-minérales et thermales de Dax*.

2. Le mot *Turbellicæ* provient de deux mots celtes *tar* : exhalaison et *bayl* : chaude (Dictionnaire celtique de Bullet).

3. *Lettres contenant des essais sur l'histoire des eaux minérales du Béarn*, adressées à Madame de Sorbiero, à Pau, en Béarn, par Théophile de Bordeu, le fils, médecin-chirurgien, docteur de Montpellier, Amsterdam, MDCCXLVI, p. 131 et 132.

sujet de nos boues : « Les eaux de Dax, si connues même des Romains, sont très chaudes, bitumineuses et ferrugineuses; on se sert des Eaux et des Boues. On se baigne dans l'eau dont on boit un peu et l'on se plonge dans la boue pour les paralysies, les bouffissures et les grands relâchements. »

En 1759, le docteur Dufau [1] écrivait les lignes suivantes : « Au sortir de la ville, vers l'ouest, on trouve, sur le bord de la rivière, une belle allée d'ormeaux qui conduit aux bains de d'Acqs qu'on appelle communément *Les Baignots. C'est là que se trouvent ces boues qui font des effets si salutaires et si admirables.*

« Le creux qui les produit et les contient est très profond : j'y ai vu enfoncer une perche de plusieurs toises sans en trouver le fond. Le degré de chaleur est différent, et elle augmente à mesure qu'on les puise plus avant dans la profondeur; à un pied, elle était de 41° Réaumur en 1746, en 1753 et en 1756, en sorte qu'il n'y a pas eu de variétés à l'égard des boues, comme je l'ai remarqué à l'égard des eaux.

« Les eaux des *Baignots*, qui sont les seules dont on fasse usage aujourd'hui, contiennent en premier lieu cet esprit minéral, élastique, volatile, aérien, que le célèbre Frédéric Hoffman, cet ingénieux scrutateur de la nature des eaux minérales, a démontré faire l'âme, pour ainsi dire, des véritables eaux minérales.

1. *Loc. cit.*

« Cet esprit se manifeste sensiblement dès qu'on approche de ces sources, par l'odeur nidoreuse qui frappe l'odorat et par les rapports, les vents chargés de la même odeur que rendent les personnes qui boivent ces eaux bien chaudes.

« Un avantage considérable des bains de d'Acqs ou, comme on les appelle communément, des *Baignots*, c'est les différents degrés de chaleur des sources qui les forment, qu'on peut d'ailleurs varier à son gré par le mélange des diverses sources. Cela les rend d'un usage infini, parce que, par ce moyen, on peut les proportionner aux différents âges, aux différents tempéraments, aux différentes situations, pour toutes les infirmités qui peuvent trouver du secours dans l'usage des bains.

« Le bain de boues est moins un bain d'eau que d'une terre onctueuse délayée dans une eau thermale; celui-ci a des propriétés qui lui sont particulières, sans doute, parce que les parties de la terre qui le composent, ayant plus de masse et de solidité que les parties aqueuses, contractent plus de cette chaleur souterraine qui leur est propre et en communiquent davantage, sans compter que l'eau minérale qui se filtre sans cesse à travers cette terre y dépose continuellement ce qu'elle a de plus balsamique et de spiritueux : d'où vient que les pores de la peau, se trouvant suffisamment détendus par l'humidité, sont plus puissamment ouverts et pénétrés par les parties actives qui se trouvent concentrées dans ces boues; ce qui, joint à la circulation accélérée par les mêmes causes, doit fondre et diviser les sucs ralentis, animer les solides engourdis, résoudre et dissiper les embarras et procurer une abondante et utile transpiration.

« C'est pour cette raison que ces boues sont d'un grand secours, lorsqu'il s'agit de ressusciter des membres engourdis ou paralytiques et de dissiper des douleurs obstinées. »

Dans son *Traité des Eaux Minérales*, M. le docteur Castetbert [1] nous dit que « *Dax* doit une grande partie de sa réputation *aux miracles qu'ont opérés ces bourbiers* qu'on doit regarder comme une terre grasse, onctueuse, imprégnée des parties les plus balsamiques, les plus actives de l'eau qui les délaie et qui se concentre dans les porosités de ces boues qui sont souvent préférées aux eaux thermales, dans le cas où il faut apaiser des douleurs aiguës, périodiques, comme celles de la goutte et du rhumatisme.

« Elles ne flattent point autant la vue et l'odorat que les onguents que vendent les parfumeurs ; mais aussi elles ont plus de propriétés, et celles qu'elles ont en commun sont dans un degré plus éminent, pourvu qu'on ait le temps d'observer les précautions qu'Hippocrate recommandait aux Grecs qui faisaient familièrement usage des onguents, c'est-à-dire de laver le corps avant l'onction et de le frotter avec des brosses, afin d'ouvrir les pores de la peau qui

1. *Traité des Eaux minérales*, par M. Raymond-François Castetbert, docteur en médecine de l'Université de Montpellier, médecin à Bordeaux, Bordeaux, chez Jean Chapuis, 1762.

devaient recevoir la quintessence des pommades qu'ils employaient : *dulcis aqua madefacit*, et quelques pages après : *confricatio carnem calefacit*; et en parlant de l'onction, il s'explique en ces termes : *nam unctio calefacit, humectat et molle facit.*

« Et à la faveur de ces petits soins, *ces boues ont une vertu tonique, capable de fortifier, de résoudre et de rétablir le ressort des parties affaiblies.*

« L'usage de se laver avant d'entrer dans les boues, qu'on peut regarder comme un *réservoir des parties les plus animées des eaux minérales qui les détrempent*, doit s'observer avec régularité. Le peuple s'embarrasse fort peu de ce soin ; il néglige également de frotter le corps avec des brosses ou des flanelles d'Angleterre ; mais les gens qui veulent avoir du soulagement, s'assujettissent à faire précéder les bains de cette manœuvre. Et au sortir des boues où l'on doit demeurer *jusqu'à ce qu'on sente une douce transpiration*, il faut se laver ou dans le bain semblable au premier ou avec des éponges et *se mettre dans le lit pendant l'espace de deux heures au moins.*

« Les boues, outre leur efficacité dans plusieurs maladies opiniâtres et rebelles, produisent un chatouillement assez agréable dès qu'on y est entré, et après qu'on en a fait usage pendant quelques jours on trouve la peau douce comme du satin ; et si elles n'étaient pas aussi désagréables à la vue et à l'odorat, elles mériteraient le nom de *Pommade naturelle par excellence*; car l'art cosmétique ne saurait mieux faire que de les employer lorsqu'il s'agit d'adoucir et de procurer au corps ce lustre, cet incarnat que les physionomistes regardent comme un signe assuré de la santé la plus parfaite, et ils paraissent d'autant plus fondés que la peau est la sentine du corps. »

Cette curieuse observation est parfaitement exacte. La peau souvent mise au contact des boues, blanchit, s'adoucit.

Que nos charmantes clientes y songent et peut-être alors ne verrons-nous plus leurs gestes horrifiés quand on leur montre la baignoire contenant la boue noire, noire, hélas! d'où répulsion instinctive au moins au début. Mais rien ne coûte aux jolies femmes pour conserver leurs charmes et de bon cœur iront-elles au bain, si elles croient en retirer un bénéfice de coquetterie, de meilleur cœur peut-être qu'avec le seul espoir d'y retrouver une santé atteinte ou compromise.

Un peu plus tard, en 1764, M. l'abbé d'Expilly[1] nous apprend « qu'au sortir de Dax, par la porte qui est au-dessous du château, sur le bord de l'Adour, est une allée d'ormeaux qui conduit à un endroit appelé *Les Baignots*, à cause des bains d'eau minérale, qui sont en ce lieu. Parmi ces eaux, il en est de chaudes et d'autres tempérées. On y trouve aussi des *Boues spécifiques pour les Rhumatismes*.

« Dans la même ville et dans les fossés du rem-

1. Abbé d'Expilly, *Dictionnaire des Gaules et de la France*, Amsterdam, 1764.

part, du côté du midi, sont des bains chauds, et des boues arrosées par des eaux chaudes et minérales. *Ces boues sont si souveraines pour la guérison des rhumatismes qu'elles en dissipent même jusqu'aux douleurs les plus invétérées et les plus profondes.*

« Au mois de juillet 1724, on acheva un bâtiment qu'on a fait construire en ce lieu pour l'usage des personnes qui viennent y chercher du soulagement ou leur guérison.

« Les *Sources des Baignots*, disent MM. Raulin et Jacquot[1], sont fréquentées depuis un temps immémorial. En 1712, la veuve de Charles II, roi d'Espagne, y fit une saison, mais en habitant la ville, ce qui semblerait indiquer que s'il y avait une maison près des bains, elle n'était pas très grande.

« En 1741, d'après *M. de Secondat*, les bains y consistaient encore en de grands trous pleins d'eau bourbeuse. On n'est pas bien fixé sur la date de l'Établissement ou hôtel actuel, quoique le millésime 1770, gravé au-dessus d'une des portes, semble lever tous les doutes.

« Il y a, lit-on dans les *Antiquités et Recherches des Villes et Châteaux, etc., etc.* (1668), ès environs de la ville de Dax force mines d'argent, de fer, de soufre et autres métaux[2], mesmes on dit que les

1. Raulin et Jacquot, *Statistique géologique et agronomique du département des Landes.*

2. Voir, aux Archives départementales de la Gironde, un document de l'année 1778 relatif à des mines de charbon de terre, près de Dax (Série C, n° 99).
Bibliothèque Nationale, Collection Duchesne, vol. 70-71, f° 332.

bains de la dite ville passants près le temple Saint-Vincent de Xaintes au lieu appelé *Poybaignou* (les Baignots) et Poy de Xaintes, auquel lieu il y a une forme de bains antiques et plusieurs petites sources d'eaux chaudes et passant ainsi par ces mines d'argent, cela cause que les dites eaux tant dedans la ville et dehors n'ont aucun mauvais goût. »

Cette dernière citation, faite naturellement pour le seul intérêt curieux historique qu'elle présente.

Après ces intéressants exposés des opinions anciennes dont quelques-unes pourtant ont une valeur scientifique en ce sens que l'observation y est parfois logique et raisonnée, il nous faut maintenant entrer au cœur de notre sujet, rechercher le mode de formation de ces Boues quasi merveilleuses, expliquer, médicalement parlant, comment et pourquoi elles agissent efficacement et sont encore de nos jours le meilleur et plus puissant spécifique connu dans les diathèses dites rhumatismales.

II. — MODE DE FORMATION DES BOUES

Ainsi qu'on peut s'en rendre compte par le *Schéma des Sources Thermales de Dax*, toutes les eaux chaudes de la station émergent sur la rive gauche, et à quelques mètres seulement de l'Adour.

Ce fleuve est sujet, plusieurs fois par an, à des crues très fortes, et à chaque débordement, il vient recouvrir les nombreuses sources qui se trouvent sur sa rive gauche.

Il y laisse déposer un limon très épais, très gras, d'une couleur jaunâtre, qui va constituer, avec l'eau thermale, *l'un des éléments* de la boue médicinale.

Le *deuxième élément* est formé par la flore cryptogamique qui, sous l'influence de la chaleur et de la lumière, se développe très rapidement dans ce milieu vaseux.

Comme le dit le docteur Garrigou (*Congrès scientifique de Dax*, 1882), « ces boues présentent plusieurs agents thérapeutiques réunis : 1° par elle-même, la boue est un vrai cataplasme; 2° ce cataplasme est chauffé par l'eau minérale ; 3° il renferme des substances minérales actives empruntées soit à l'eau minérale, soit, par des transformations, à celles qui constituent la boue elle-même; 4° la substance des algues mortes dans la boue constitue un agent plus ou moins gélatineux et organique, utile comme émollient ; 5° les algues vivantes dont l'abondance peut devenir énorme dans la boue mise en culture régulière, constituent un émollient animé.

Les boues de Dax, constamment traversées par des courants d'eau minérale, contiennent, en proportions variables, quatre éléments principaux :

1° Le limon déposé sur les sources thermales par les débordements de l'Adour;

2° Des sels de chaux, de soude, de magnésie, de fer, de l'iode, du brome, etc., que l'eau abandonne à la boue;

3° Une partie de ces mêmes substances minérales ayant subi des réactions et des décompositions incessantes au contact de la boue et des algues mortes;

4° La substance des algues qui y naissent, vivent, meurent et s'y succèdent avec une abondance et une rapidité surprenantes.

Cette boue médicinale une fois formée est noirâtre, douce au toucher, onctueuse, et répand une odeur d'hydrogène sulfuré peu intense. Ainsi donc, les *facteurs principaux* de la boue de Dax sont : 1° le limon fluviatile déposé par l'Adour, à l'époque de ses débordements, sur les sources thermales; 2° les conferves qui se développent en abondance dans ce milieu.

« Par leur composition chimique elles sont *essentiellement originales* et doivent leur activité, tant à la thermalité qui les vivifie qu'à la minéralisation et à la matière organique qu'elles contiennent. Il est à noter qu'elles renferment une quantité considérable d'iode et de brome. »

III. — CONFERVES THERMALES

Dans les diverses sources thermales de Dax vivent de nombreuses conferves dont l'existence fut signalée pour la première fois, en 1750, par M. de Secondat [1].

1. De Secondat, *Observations de physique et d'histoire naturelle sur les eaux minérales de Dax, de Bagnères et de Barèges*, 1750.

« La plante qui croît au fond du bassin de la Fontaine Chaude et à la surface des murailles, écrivait l'éminent physicien, n'est point fort commune, puisqu'elle se plaît dans un degré de chaleur aussi fort. Je l'ai trouvée depuis dans les sources les plus chaudes de Bagnères, telles que la Fontaine de la Reine, le Bain des Pauvres, la Source Nouvelle. On pourrait la nommer *fucus thermalis substantia vesiculari superficie reticulari.*

« J'ai appris par une lettre de M. Hill, un des plus savants naturalistes de ce siècle, datée du 10 août 1748, que la même plante croît dans les eaux célèbres de Bath, en Angleterre, et seulement dans les endroits de ces bains où la chaleur est la plus grande, et qu'il la conservait alors depuis cinq ans, dans ses collections, sous le nom de *Tremella reticulata.* »

Ces algues thermales ont été l'objet d'études très intéressantes de la part de M. Thore, le savant petit-fils de l'illustre botaniste, qui a bien voulu nous communiquer le résultat de ses recherches. Les conferves de notre station sont différentes suivant la température de l'eau thermale dans laquelle elles vivent, et M. Thore on a établi deux divisions.

1° ALGUES DE TOUTES LES SOURCES DE DAX D'UNE TEMPÉRATURE SUPÉRIEURE A 50° CENTIGRADES, et notamment de la GRANDE SOURCE DE LA NÈHE (Fontaine Chaude), qui mesure 64° centigrades au griffon, et qui se trouvent aussi dans le bassin de Néris.

Dans le feutrage qui tapisse le fond et les côtés de ces différentes sources de Dax, on rencontre cinq formes diverses. M. Thore n'ose pas dire que ce soient cinq espèces d'algues; ce sont, pour lui, peut-être, cinq formes évolutives de la même espèce; et peut-être, pour quelques-unes de ces formes, des parties différentes d'une même plante.

Voici, d'après M. Thore, la description de ces cinq formes (reproduites dans la planche spéciale) observées par lui à l'aide d'un objectif d'un quatorzième de pouce à immersion de Nachet et d'un seizième de pouce à immersion de Prazmowski :

1° *Forme A* (de la planche), page 66. — Tubes cylindriques cloisonnés; cloisons plus longues que larges; protoplasma verdâtre et granuleux; diamètre, 4 μ.

2° *Forme B*. — Tubes cylindriques cloisonnés, cloisons généralement plus longues que larges, mais difficiles à bien voir; protoplasma vert; diamètre 1 μ, dépassent rarement 2 μ.

3° *Forme C*. — Cellules disposées linéairement, lignes courbes ou droites. Cellules ellipsoïdales et jointes bout à bout. Protoplasma vert, granuleux. Diamètre, 4 μ environ.

4° *Forme D*. — Leptotrix. Filaments hyalins, non cloisonnés? dimensions variables, se perdant vers les limites de la visibilité microscopique et atteignant au maximum 1 μ de diamètre.

5° *Forme E*. — Bâtonnets. Bactéries ou bactéridies, quelquefois cloisonnées? passant aux vibrions.

Diamètre : 1 μ de largeur, longueur variable, tous hyalins.

Les cinq formes ci-dessus sont toutes enchevêtrées dans un mucus particulier, une glaire amorphe, analogue à la *Barégine*, à laquelle M. Marchand, professeur de Cryptogamie à l'École de Pharmacie de Paris, a donné le nom de *Daxine*, et elles sont par conséquent immobiles. Pas la moindre différence sensible entre les formes de Dax et celles de Néris. Dans cette dernière station, on rencontre, comme à Dax, les cinq formes A, B, C, D, E.

2° ALGUES DES SOURCES AU-DESSOUS DE 50° CENTIGRADES. — Dans les sources de Dax au-dessous de 50°, on voit apparaître une forme nouvelle, F, algue d'un beau bleu verdâtre, à protoplasma fortement granuleux; cloisons plus courtes que larges, quoique peu apparentes, mais ayant chacune un nucléus. Ces algues ont de plus un mouvement de translation et de rotation rapides, ce dernier de gauche à droite. Leur diamètre est constant, et toujours de 6 μ.

Il existe dans nos sources une autre algue dont M. P. Petit, le savant naturaliste, a donné la description [1]. Il la considère comme une espèce distincte du genre *oscillaria tenuis*; ce serait l'*oscillaria calida*.

Enfin on a également constaté dans les eaux de Dax la présence de quelques rares diatomées,

1. *Bulletins de la Société de Botanique*, 1880.

dont une espèce, la *navicula trochus*, ne se trouve que dans les eaux thermales du port de Bakou (sur la mer Caspienne).

IV. — ANALYSE CHIMIQUE DES BOUES

L'analyse des boues exploitées à l'*Établissement des Baignots* a été faite par M. Filhol, le regretté professeur de la Faculté de Toulouse. Voici comment il s'exprimait dans la communication qu'il fit à ce sujet à l'Académie de médecine [1] :

« Comme il était aisé de le prévoir, dit M. Filhol, j'ai trouvé dans les boues des Baignots tous les corps qui existaient dans l'eau elle-même. L'analyse mécanique permet d'y reconnaître l'existence d'une assez forte quantité de sable siliceux; elle permet encore d'isoler une quantité considérable d'une argile très fine. Ces boues contiennent une proportion notable de matière organique dont les propriétés sont analogues à celles de la tourbe. Quand on fait bouillir la boue de Dax avec une solution alcaline, on obtient un décocté coloré en brun, comme une forte infusion de café. Si l'on ajoute à ce liquide un léger excès d'acide chlorhydrique, il s'y produit un précipité brun qui possède tous les caractères de l'acide ulmique.

« Parmi les corps qui ont particulièrement attiré mon attention, je signalerai le cuivre qui existe

1. *Bulletin de l'Académie de médecine*, n° 13, séance du 27 mars 1883.

dans les boues à l'état de sulfure, et le fer qui s'y trouve, en partie à l'état de sesquioxyde.

« Cent parties de boues, séchées à la température de 120° ont donné à l'analyse :

Sable siliceux	21gr471
Argile	46 727
Sulfure ferreux	4 915
Sesquioxyde de fer	6 100
Carbonate de chaux	1 800
— de magnésie	0 032
Matière organique	18 902
Sulfure de cuivre	0 028
Arsenic	Traces
Antimoine	—
Bromure de sodium	—
Iodure de sodium	—
Fluorure de sodium	—
Carbonate de manganèse	—
— de lithine	—
— de baryte	—
— de strontiane	—
Chlorure de sodium	0gr002
Sulfate de potasse	Traces
— de soude	0gr001
— de chaux	0 022
Phosphate de chaux	Traces

Quoiqu'il me paraisse certain que les boues agissent sur les malades par l'ensemble des éléments qui les composent, je ne puis m'empêcher d'attribuer une bonne partie de leur action au cuivre, au fer, et à la matière organique dont l'origine me paraît due à la décomposition des algues, qui vivent, soit dans l'eau thermale, soit dans son voisinage.

« Les caractères chimiques de cette matière organique me paraissent rendre évidente l'origine que je leur attribue. »

Le traitement par le bain de boues est le plus important de Dax, celui qui donne à la station son cachet si original et sa spécialisation thérapeutique. La boue n'est pas un corps inerte, mais réellement vivant, par les décompositions et les divers phénomènes d'ordre végétatif qui s'y produisent à chaque instant; elle agit en vertu de l'ensemble si complexe de ses diverses propriétés; ses éléments confervoïdes constituent un topique émollient dont la valeur est indiscutable et dont la puissance est centuplée par la haute thermalité; les éléments minéraux, salins, iodurés, etc., les réactions chimiques auxquelles ils donnent lieu en présence du courant constant de l'eau minérale, les vapeurs gazeuses qui en résultent sont autant d'agents dont l'analyse reste insaisissable, mais dont l'énergie est évidente.

V. — MODE D'APPLICATION DES BOUES

Les boues de Dax s'administrent en *bains entiers*, en *demi-bains* et en *bains partiels* ou *applications locales*.

1° **Bains entiers.** — Comme, en raison de sa densité, la boue demeure toujours au fond de la piscine, le bain n'est jamais *entier*, au sens du propre mot, c'est-à-dire que le corps n'y plonge pas entièrement.

La partie inférieure seule, jusqu'au niveau de

l'épigastre, est recouverte de vase thermale, tandis que la partie supérieure baigne dans l'eau, laquelle tient en suspension la partie la plus fluide de la boue.

Autrefois les bains se prenaient sur les bords de l'Adour, dans des piscines en plein air, et hommes et femmes s'y rencontraient dans une promiscuité des moins décentes et avec le costume primitif que l'on devine.

Aujourd'hui, cette pratique est abandonnée et les bains de boues se prennent dans des baignoires ou des piscines spéciales.

La température des bains de boue n'est pas la même dans les divers établissements de la ville; cette différence provient, soit du défaut de captage des sources, soit du mode de distribution de l'eau thermale dans les piscines.

La température des bains de boue de la station varie entre 38° et 50° centigrades.

C'est généralement entre 37° et 46° qu'on les administre.

Notons, en passant, que dans les piscines à boues, il existe toujours un léger écart entre la température de l'eau thermale et celle de la boue, celle-ci accusant toujours deux à trois degrés de plus que l'eau thermale dans laquelle elle macère.

Comme il serait imprudent d'administrer aux malades, dès leur arrivée, le bain au-dessus de 40°, nous avons l'habitude, dans le but de faciliter l'accoutumance à la chaleur, de faire commencer

MODÈLES D'APPAREILS

POUR LES

APPLICATIONS LOCALES DE BOUES

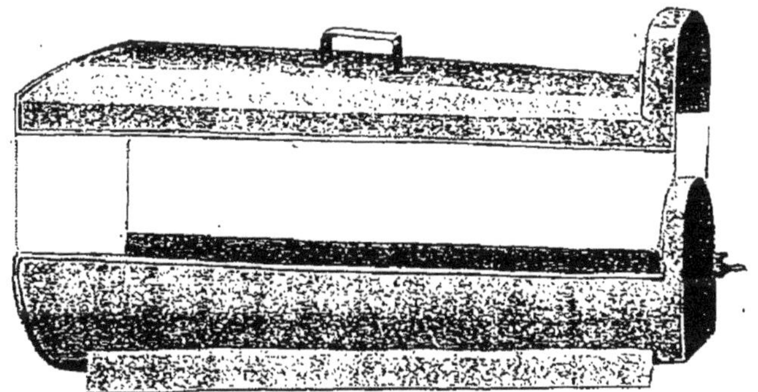

APPAREIL POUR LA JAMBE

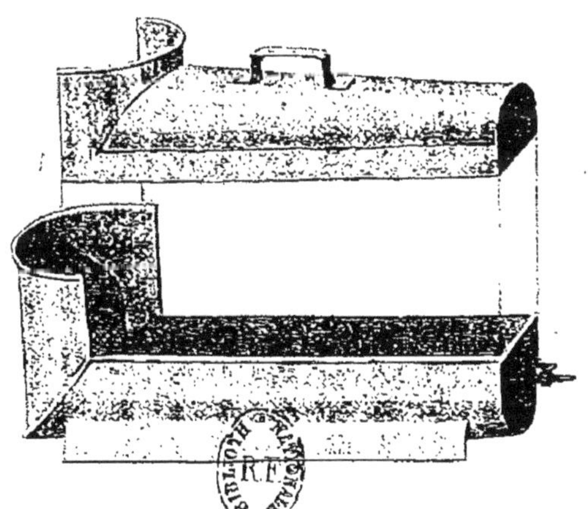

APPAREIL POUR LE BRAS

le traitement, soit par quelques étuves humides, soit par l'immersion dans des piscines à 36°-39°, afin d'arriver progressivement et par gradation, à faire tolérer une température de 40° à 45°; le *maximum* atteint est de 45° environ; le plus souvent de 42°; au-dessous de ce degré, l'action du bain se rapprocherait beaucoup trop de celle d'un bain ordinaire, et les effets de révulsion ne pourraient être obtenus.

Avec un bain de boues, on ne peut guère aller au-dessus de 45° centigrades *maximum*; et il serait, du reste, très imprudent de chercher à dépasser ce degré.

En effet, le corps ne saurait résister à des températures supérieures; si on voulait aller au delà, la lutte deviendrait absolument impossible, et des accidents très graves ne tarderaient pas à se déclarer.

La durée du bain est en moyenne de 10 à 12 minutes; on ne doit guère dépasser cette limite. Au bout de ce temps, en effet, le front et le visage se couvrent d'une sueur abondante, les oreilles bourdonnent, etc.; ces phénomènes indiquent qu'il est temps de sortir, et qu'il serait imprudent d'y rester plus longtemps.

Après le bain de boues, le malade reçoit, ou une douche ou un arrosage général d'eau thermale à 40° qui le débarrasse de la boue adhérente à son corps; avant la douche il aura pris un bain laveur.

Cela fait, et après avoir ingéré une certaine quantité d'eau thermale, il s'enveloppe très chaudement et regagne son lit, où une sudation facile et abondante ne tarde pas à se déclarer.

Au bout de vingt à trente minutes, il change de linge et, durant une heure environ, il doit encore garder le lit en se couvrant d'une façon modérée.

Nous insistons sur ce point que le malade doit se couvrir d'une façon modérée, c'est-à-dire s'envelopper uniquement dans une bonne couverture, et nous sommes l'ennemi de cette pratique routinière qui existe encore dans certains établissements et qui consiste à amonceler sur le corps du patient toutes sortes de tissus de laine, des édredons, des châles, etc.

En rentrant dans son lit, le malade ne doit rien faire non plus pour exciter la sudation, il ne doit rien faire non plus pour la réprimer. Tel est le précepte que nous mettons en pratique, dont nous avons lieu de nous applaudir. Souvent, et dans certains cas déterminés, nous faisons suivre le bain de boues hyperthermal d'une douche générale à 14° centigrades. Dans ce cas particulier, au lieu de regagner son lit, le malade fait une promenade de quelques minutes, dans le but de favoriser la réaction.

Le bain de boues se prend toujours à jeun et en général de bonne heure, l'après-midi étant plus spécialement réservé à l'administration des douches.

L'application du bain de boues comporte toujours quelques précautions au rigoureux emploi desquelles on ne saurait trop veiller.

C'est ainsi que pendant la durée du bain, le malade devra garder constamment sur sa tête un linge plié en quatre, mouillé et fréquemment arrosé d'eau froide, et qu'il devra avoir à sa portée une éponge pour s'ablutionner la face.

En certaines circonstances, et notamment lorsque le rhumatisant aura été récemment ou sera actuellement atteint d'iritis, la serviette appliquée sur la tête devra être mouillée avec de l'eau chaude.

Nous disions plus haut que la pratique qui consiste à se couvrir d'une façon exagérée au sortir du bain de boues existait encore à Dax; c'est là une coutume fâcheuse contre laquelle nous sommes obligé de réagir tous les jours.

En effet, un préjugé, bien enraciné chez la plupart des rhumatisants qui se rendent aux eaux, consiste à croire que plus ils favoriseront la transpiration, meilleur sera le résultat final.

Cette erreur se rattache sans doute à l'ancienne théorie des *humeurs peccantes* (*materia peccans* de nos pères), dont la rétention dans l'économie serait la cause efficiente du rhumatisme? et beaucoup de malades s'appliquent à suer abondamment, dans la persuasion d'éliminer par leurs pores tout *ce qu'il y a de plus corrompu dans le corps, toute l'âcreté de leur sang, tous les germes morbides qui ont altéré leur santé.*

Évidemment, dans ce préjugé — comme dans tout préjugé du reste — il y a un certain fonds de vérité, et la meilleure des preuves en est dans la théorie généralement acceptée de l'*uricémie*, comme cause pathogénique de quelques-unes au moins des manifestations arthritiques.

Quoi qu'il en soit, tout goutteux, tout rhumatisant est d'ordinaire convaincu qu'une abondante transpiration le débarrassera promptement et radicalement de ses douleurs, en favorisant l'élimination des produits excrémentitiels qui altèrent son organisme.

Aussi beaucoup de malades mettent-ils scrupuleusement en œuvre tous les moyens capables de provoquer la sueur, et demandent-ils à prendre leurs bains à la *température la plus élevée*, dans l'espoir d'éliminer leurs *sueurs rentrées*.

Après avoir supporté, tant qu'ils ont pu le tolérer, un bain très chaud, ils courent se coucher dans leur lit où ils continuent à suer jusqu'à ce que leur linge, les draps de lit et les matelas eux-mêmes soient imprégnés de sueur. Ce résultat obtenu, ils se lèvent joyeux dans la conviction intime d'*avoir bien travaillé* et d'avoir *pris un excellent bain!*

Cette pratique d'exagérer la transpiration et de séjourner longtemps dans les bains chauds est, du reste, bien ancienne, car nous en trouvons la mention que voici dans *Pline le naturaliste* :

« *Plerique in gloria ducunt plurimis horis perpeti calorem aquarum : quod est inimicissimum; namque paulo diutius, quam balneis, uti oportet, ac postea frigida dulcedine, nec sine oleo discedentes.... Utuntur et cœno fontium ipsorum utiliter : sed ita si illitum sole inarescat*[1]. »

« Beaucoup de malades se font un honneur de supporter, pendant plusieurs heures, la chaleur des eaux; affectation dangereuse, car il n'y faut guère rester plus longtemps que dans le bain; on a recours ensuite à une légère aspersion d'eau froide, et on se fait frotter d'huile... la boue même des eaux thermales est d'un usage salutaire; mais il faut qu'après s'en être frotté, on la laisse sécher au soleil. »

Avec ce système empirique, il arrive que les rhumatisants qui ont souvent de l'asthénie de la peau, de la chloro-anémie, des troubles des principales fonctions, font éclore des accidents exclusivement imputables à l'exagération d'un moyen qui, employé avec mesure et sagesse, les aurait soulagés.

En effet, bien loin d'être indispensable, la transpiration n'est pas toujours nécessaire pour obtenir la guérison. Et s'il suffisait de suer abondamment pour faire disparaître certaines maladies, avec un bain de vapeurs pris dans son lit, le rhumatisant obtiendrait souvent un succès facile et peu coûteux. Mais l'expérience qu'on tente journellement dans ce but est loin de répondre à la théorie, et on sait que les douleurs rhumatismales, les névralgies, etc., ne s'accommodent pas toujours de ce mode de traitement.

Il importe donc de veiller à ce que le malade évite

1. *Pline*, lib. XXXI, cap. XXXII.

une diaphorèse trop abondante qui lui enlèverait, sans profit réel pour l'avenir et sans augmenter les chances qu'il peut avoir de voir diminuer ses douleurs, les forces qui constituent encore son meilleur élément de résistance.

Nous ajouterons qu'une transpiration abondante enlève à l'économie une grande quantité de liquide qui doit être rapidement réparée ; d'où une soif intense qu'il est urgent de satisfaire, et qui a souvent, pour premier effet, de déranger par indigestion du liquide ingéré, les fonctions digestives.

Nous ajouterons aussi qu'il est excessivement important de s'en rapporter à nos ordonnances médicales fortement appuyées sur le long maniement de nos ressources thermales. Le bain de boues de Dax est un des plus puissants éléments thérapeutiques connus. Ce n'est pas de lui qu'on pourrait dire ce qu'un médecin jovial disait à ses malades : « Prenez ça : si cela ne vous fait pas de bien, cela ne vous fera pas de mal ! »

D'autant plus que les boues de Dax sont les plus puissantes d'Europe. A ce sujet nous devons relater l'incident suivant : un malade, un docteur allemand, en traitement aux Baignots s'insurgea contre notre tutelle médicale. Il prétendit connaître nos boues, puisqu'il avait étudié celles de son pays, et insista tous les jours pour prendre *deux bains quotidiens*, au lieu d'un seul. Naturellement nous lui opposâmes un refus constant.

Cependant, ayant été appelé obligé de m'absenter

de l'Établissement pendant une demi-journée, notre confrère en profita pour s'administrer clandestinement le second bain de boues si désiré, destiné à accélérer d'autant sa guérison. Mal lui en prit et nous pûmes à grand'peine le tirer de l'impasse où il s'était mis de gaieté de cœur.

Voilà pour le bain entier.

2° **Demi-bains.** — Nous ne ferons que signaler le *demi-bain* qui est réservé aux cas où le rhumatisme est exclusivement localisé aux membres inférieurs et qui s'administre comme le bain entier.

Nous passerons également sous silence les *manuluves* et *pédiluves* de boues, qui s'appliquent sans aucune particularité intéressante à mentionner.

3° **Bains partiels ou Application locales.** — *Applications locales ou Illutations. Boues transportées.* — Les *Illutations* constituent une méthode inaugurée à Paris par notre confrère, le docteur Barthe de Sandfort, et qui a donné à son inventeur les meilleurs résultats.

Après avoir étudié pendant plusieurs années à Dax les effets, et varié les modes des applications locales des boues de notre station, le docteur Barthe de Sandfort eut l'idée de les exposer et d'aller renouveler dans les hôpitaux de Paris les pratiques techniques qu'il avait préconisées ici.

Depuis cinq ans bientôt, ses essais poursuivis sous le contrôle des médecins les plus distingués, ont donné des résultats assez satisfaisants pour que nous nous fassions un devoir de signaler cette utilisation nouvelle de nos richesses thermales.

« Les boues de Dax, dit M. le docteur *Dujardin-Beaumetz* [1], ont été expérimentées avec succès dans mon service, sous la direction de M. de Sandfort, avec des succès fort encourageants, je suis heureux de le déclarer. Plusieurs de mes malades atteints d'arthrites graves ont réellement été transformés par le cataplasme de boues. Les principes salins des boues jouent ici, sans doute, un rôle thérapeutique important. »

Grâce à des appareils spéciaux fort ingénieux, le docteur Barthe de Sandfort est arrivé à réchauffer la boue au bain-marie sans *provoquer aucune altération* essentielle de celle-ci ni aucune émanation gênante pour le malade.

Ce procédé est intéressant surtout par sa supériorité sur les essais informes tentés dans cette voie par les Allemands et les Italiens qui exportent les boues de *Franzensbad*, d'*Acqui* et de *Battaglia*.

Les boues ainsi réchauffées sont appliquées, en cataplasmes plus ou moins étendus, sur les parties malades. Le manuel opératoire très simple est identique à celui d'une onction avec une pommade épaisse.

La partie recouverte est ensuite enveloppée dans une toile isolante pendant un temps plus ou moins

1. *Congrès de Thérapeutique*, 1889.

long, suivant le cas, et on procède ensuite à son lavage.

Le docteur Barthe de Sandfort ne s'est pas borné à faire des applications locales; il est parvenu à pouvoir faire suivre à ses malades une véritable cure par les bains *complets* dans un établissement qu'il créa à Paris.

Ces tentatives, couronnées de succès, sont très intéressantes, car elles s'adressent à la catégorie de malades qui ne peuvent, par suite de leurs occupations ou de leur position de fortune, se déplacer pour faire une cure à Dax, et elles vulgarisent les précieux effets de nos boues, en permettant au corps médical de multiplier les expériences sur les richesses thermales que l'on met ainsi à sa portée.

Enfin, le bain de boue liquide ainsi administré diffère tellement du *bain d'eau boueuse* obtenu avec les sels de boues d'exportation allemande, que nous devons féliciter notre confrère d'avoir ainsi affirmé une fois de plus notre supériorité nationale dans une branche de la thérapeutique thermale dont les étrangers seuls avaient jusqu'à présent l'exploitation.

VI. — MODE DE CHAUFFAGE DES BOUES

Une des supériorités des boues de Dax réside dans leur mode de chauffage.

Tandis que dans certaines stations, les boues sont

réchauffées artificiellement soit au bain-marie, soit par la vapeur, à Dax, c'est *l'eau hyperthermale elle-même qui communique au limon son calorique.*

En France, prenons comme exemple Saint-Amand, dans le nord. Les eaux de cette station ne marquant que *26° centigrades* et ayant, par le fait même, une température trop basse pour échauffer les boues, *on est obligé de recourir à des artifices afin d'augmenter le calorique de ces dernières.*

C'est ainsi que, dans ce but, on a successivement employé différents systèmes.

Les uns consistaient à mélanger la boue avec l'eau artificiellement chauffée, les autres à faire traverser les cases de tourbe par des tuyaux remplis d'eau chaude ou de vapeur.

M. le docteur Charpentier se servait d'appareils contenant du sable fortement chauffé et que l'on plaçait dans la boue des cases, une heure avant le bain.

On se sert aujourd'hui de tubes pleins d'eau bouillante que l'on enfonce dans la boue et qui y séjournent jusqu'à ce que le malade vienne y prendre leur place.

C'est, on le voit, par un système absolument *artificiel* que les boues de cette station sont réchauffées.

Citons un autre exemple, et prenons-le à l'étranger, à Franzensbad (en Bohême), la station si renommée en Allemagne et en Autriche pour ses boues ferrugineuses.

En cette station, le chauffage est également *artificiel.*

Chaque année, en automne, vers la fin du mois de septembre, la boue nécessaire pour la saison suivante est extraite d'une tourbière, retournée par mottes, et laissée pendant six mois au moins, sur des sortes de plans inclinés, à l'air atmosphérique et à toutes les intempéries.

Elle finit par constituer une masse noirâtre, homogène, donnant au toucher la sensation du lard, d'une saveur fortement acidulée, saline, très astringente.

Avant de l'employer, on la retourne, et on la travaille de nouveau : on la purge des parties grossières qu'elle peut encore contenir, telles que racines et petites branches; on la rend plus ténue au moyen de bêches, et on la prépare ainsi pour les usages balnéaires.

La boue transportée dans les établissements est d'abord divisée en petits fragments au moyen d'un moulin et passée ensuite au tamis.

On la jette dans une grande cuve en y ajoutant de l'eau minérale et *on chauffe à la vapeur jusqu'à ce qu'on ait obtenu la consistance de la bouillie.*

Au moyen de cette vapeur, la température de la boue est portée, en un quart d'heure, à 80° Réaumur.

Des trous percés dans le fond du récipient laissent couler cette bouillie dans des baignoires à roulettes que l'on fait avancer sous la cuve, après avoir préalablement versé dans celle-ci une certaine quantité de boue fraîche et froide.

Une fois que la quantité de boue nécessaire s'est écoulée de la cuve dans la baignoire, on retire celle-ci, on agite ensuite la masse et on la pétrit jusqu'à ce qu'elle ait atteint le degré de consistance et la température exigés pour le bain.

Bien différent de ces deux procédés artificiels est le système usité à Dax.

Ici le chauffage des boues se fait d'une façon *toute naturelle par l'eau thermale courante qui traverse incessamment les piscines pleines de limon*, et qui ainsi non seulement chauffe naturellement la boue, mais encore s'y mêle étroitement et lui abandonne une partie de ses composants minéraux.

Et cependant, malgré que dans aucun établissement de la ville la boue ne soit réchauffée artificiellement, cette méthode générale du passage de l'eau chaude à travers la masse boueuse offre quelques particularités différentes.

Dans certains établissements, comme à l'*Établissement des Baignots* par exemple, les piscines à boues reçoivent l'eau thermale par deux côtés, par le fond et par les parties latérales. Après avoir traversé de bas en haut la masse de boue, l'eau vient défuir par une ouverture pratiquée sur une des parois et à la partie supérieure de la piscine.

Avec ce mode, qui est incontestablement le meilleur, la boue conserve toujours une température égale, uniforme, dans ses couches moyennes et supérieures, tandis qu'elle est un peu plus chaude dans les couches du fond.

Dans d'autres établissements, l'eau thermale arrive au contact de la boue par une ouverture placée sur une des parois intérieures et à la partie supérieure de la piscine.

Avec cette disposition vicieuse, il arrive que les couches supérieures de la boue sont toujours à une température plus élevée que celles du fond : le malade a la sensation de froid aux pieds, tandis que les parties moyenne et supérieure du corps sont soumises à l'action d'un calorique élevé.

Le mode le plus perfectionné et le plus pratique à la fois se trouve à l'*Établissement des Baignots*, dont certaines piscines offrent ce double mode de chauffage combiné.

Non seulement, ces piscines sont traversées par un courant d'eau chaude ascensionnel provenant du griffon sur lequel les boues sont déposées; mais elles reçoivent encore un autre courant latéral fourni par l'immense quantité d'eau que donnent les deux geysers.

Ces piscines sont donc alimentées par un *double courant liquide continu, et incessamment traversées* par l'eau des puits artésiens amenée au contact de la boue par une canalisation spéciale.

Les boues de Dax n'ont pas de similaires, car, ainsi que nous l'avons dit plus haut, elles ont à la fois une origine *humique* et *végétale* (*limon fluviatile de l'Adour* et *conferves*).

Cette double composition, ajoutée aux qualités minéro-thermales de l'eau qui les baigne incessamment, en fait une variété originale qu'on ne rencontre dans aucune autre station de France ni de l'étranger.

Et puisque, relativement au mode de chauffage, nous avons déjà pris, comme termes de comparaison, Saint-Amand et Franzensbad, il nous paraît intéressant de mettre en parallèle nos boues avec celles que l'on exploite dans d'autres stations.

Les boues de *Saint-Amand* sont constituées par trois lits superposés.

Le lit superficiel est formé d'une terre noire, semblable à la tourbe; le second est de la marne argileuse; et c'est à travers le plus profond qui est un sable mouvant que viennent sourdre une infinité de petites sources qui, détrempant les deux couches superficielles, les transforment en une sorte de bourbier.

A *Barbotan* (Gers), l'origine est à peu près identique, car la constitution géologique du sol comporte des terrains quaternaires (*tourbes*); marécageux, qui recouvrent sur 3 ou 4 mètres d'épaisseur, une couche de sable quartzeux.

La température des eaux qui émergent de ce terrain varie entre 32° et 40° centigrades.

A *Franzensbad*, la boue provient d'une tourbière ou marais dont la profondeur varie de 6 centimètres à 5 mètres. Nous avons vu plus haut que chaque année, avant la saison des bains, on transportait cette tourbe dans les établissements, et qu'on la jetait dans les baignoires où elle était artificiellement chauffée par la vapeur d'eau.

La boue utilisée à *Marienbad* a une origine tourbeuse analogue et son mode de chauffage est identique à celui de Franzensbad.

La boue de *Dax* se différencie donc de celles exploitées dans les autres stations par sa composition originelle, par sa température plus élevée ainsi que par son mode de chauffage.

Le tableau ci-dessous fera mieux ressortir ces différences importantes :

STATIONS	TEMPÉRATURE DES EAUX	ÉLÉMENTS CONSTITUTIFS DE LA BOUE	TEMPÉRATURE DES BOUES	MODE DE CHAUFFAGE DES BOUES
Dax.	50° à 64°	Limon fluviatile et conferves.	39° à 50°	Naturel (par l'eau thermale).
Barbotan . .	32° à 40°	Tourbe.	32° à 40°	Naturel (par l'eau thermale).
St-Amand. .	26°	Tourbe.	28° à 30°	Artificiel.
Franzensbad.	36°	Tourbe.	36°	Artificiel.
Marienbad. .	36°	Tourbe.	36°	Artificiel.

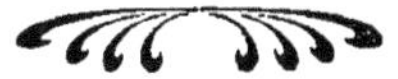

IV

Action physiologique et thérapeutique du Bain de Boues.

S'IL est facile de déterminer les effets physiques du bain de boues, il n'est pas aussi aisé d'expliquer son action thérapeutique.

Cette dernière, en effet, ne peut rigoureusement se déduire ni des propriétés physiques de la boue, ni de sa composition chimique, et ici, comme du reste pour la généralité des stations thermales, il faut s'en rapporter à l'observation et à la tradition.

Cette étude de l'action des eaux minérales n'est qu'un vaste champ d'hypothèses, et, on peut bien l'avouer, nous ne sommes guère plus avancés (et ceci s'entend aussi bien pour toutes les stations thermales en général) que du temps de *Pline le naturaliste*.

A peine avons-nous échangé la nymphe tutélaire que les Romains plaçaient auprès de chaque source thermale pour le *quid ignotum* d'Hippocrate ou le *quid divinum* de quelques philosophes.

Pour expliquer l'action occulte, mystérieuse des eaux minérales, certains observateurs ont émis l'idée que l'enveloppe cutanée mise, pendant un certain temps, en contact avec un liquide minéral absorbait une partie de ses éléments minéraux. Il ne nous paraît pas inutile de citer les opinions ayant cours sur l'état actuel de cette question et, pour le faire, nous résumerons brièvement le très savant, très complet et très clair opuscule de notre ami et confrère le docteur Marcellin Cazaux, médecin aux Eaux-Bonnes [1]. Son travail élucide tous les doutes à ce sujet, en synthétisant d'une façon fort nette les travaux effectués jusqu'à ce jour.

Cependant, c'est bien parce qu'il se produit de temps en temps quelque divergence sur cette absorption de la peau, que nous croyons utile d'expliquer qu'elle n'est pour rien dans les résultats thermaux obtenus à Dax.

Anatomiquement parlant, la peau est réfractaire à toute absorption. Le *derme* ou couche profonde est un tissu dans lequel s'entre-croisent muscles, nerfs, vaisseaux et glandes spéciales dites glandes sébacées. Ces glandes sécrètent continuellement une huile qui va imbibant sans cesse la partie inférieure

1. *Sur la prétendue absorption cutanée dans le Bain*, par le Dr Marcellin Cazaux, médecin consultant aux Eaux-Bonnes, Paris, 1901.

de l'*épiderme*, cet épiderme s'appuyant du reste sur le derme qui est destiné à le soutenir.

L'épiderme comprend deux zones, la zone extérieure ou *zone de Malpighi*, faite de cellules vivantes, et impressionnables au premier chef; cette zone est douée, sans aucun doute possible, d'une grande faculté d'absorption.

Mais la zone inférieure de l'épiderme ou zone cornée est formée de cellules dures, desséchées, agglutinées par l'huile des glandes sébacées du derme. Il en résulte que cette zone spéciale est une barrière infranchissable et qu'elle seule s'oppose à toute absorption cutanée.

Sans doute des expériences sur des animaux ont soulevé des incertitudes à ce sujet, mais nous ne saurions les faire entrer en ligne de compte, puisque la peau varie suivant chaque espèce animale; du reste nous n'envisageons le problème que considéré sous la face simple du contact seul de l'eau pure ou médicamenteuse et minérale par les bains ou les douches.

Les anciens qui ne connaissaient pas l'anatomie et la physiologie comme les modernes, croyaient à cette fameuse absorption cutanée; cette croyance s'est perpétuée pendant des années et il faut arriver jusqu'à la fin du XVIIIe siècle pour voir les premiers doutes s'élever à ce sujet.

Non, la peau n'absorbe aucun liquide, et par suite tout médicament contenu dans un bain ou dans une douche ne peut pénétrer dans l'organisme par cette voie. Il n'en est pas de même quand, pour une cause ou l'autre, l'épiderme se trouve détruit, comme il arrive après l'application de certains corrosifs, tels que la teinture d'iode.

Ce cas spécial écarté, et si l'on s'assure que le malade n'a pas *respiré* les émanations iodées, on n'appréciera aucun effet des applications locales cutanées.

Pour affirmer ce fait, le Dr Cazaux cite la très concluante expérience du professeur Gubler à ce sujet.

Il nous revient que pendant quelque temps un audacieux avait essayé les bains d'iode pure, justement pour le traitement des rhumatismes. Au bout de 5, 6, 10 bains au maximum on était radicalement guéri! Outre qu'il était matériellement impossible de donner *plusieurs* bains d'iode à la file, il était évident que cette chimère n'avait aucune base certaine. Car de deux choses l'une : ou l'on se contentait d'administrer un seul bain, et le résultat devait être nul, ou on arrivait à une destruction de l'épiderme, seule voie vers l'absorption cutanée et, dans ce cas, quel est le patient qui, avec un épiderme détruit, se plongerait à nouveau dans un bain d'iode?

Des deux moyens de constater l'absorption par la peau, pesée et analyse des urines, nous ne retenons que le dernier, le premier étant d'une exécution difficile et par suite de preuve douteuse.

Nous n'avons pas l'intention de relater ici les

observations scientifiques faites en vue d'éclaircir la question. Pour les malades que cela intéresse, nous les renvoyons à l'opuscule du Dr Cazaux. Nous nous contenterons ici, et toujours d'après le travail cité, de donner des renseignements succincts sur les principales expériences faites.

Notons tout d'abord d'une façon générale que ces sortes d'expériences demandent une attention fort soutenue et qu'il convient ici plus encore qu'ailleurs de répéter plusieurs fois les soins d'épreuves avant de pouvoir affirmer un résultat scientifique quelconque.

Au sujet de la prétendue absorption cutanée, il convient tout particulièrement de se mettre en garde contre la possibilité des médicaments pénétrant d'une façon dissimulée dans l'organisme, alors qu'on est en train de procéder aux études d'absorption par la peau.

Seguin, en 1792, constate sur des syphilitiques, auxquels il donne pendant vingt-huit jours des bains de jambes [1], que chez un seul malade sur treize, il y eut absorption, parce que ses jambes présentaient des ulcérations, c'est-à-dire dont la peau présentait une solution de continuité.

En 1853, Homolle n'arrive pas, malgré plusieurs

1. On sait que dans un bain la plante des pieds et la paume des mains, dépourvues d'enduits gras sébacés, sont les seules parties du corps qui puissent contracter adhérence avec le liquide. Mais en ces points l'épiderme rachète ce défaut de protection par l'épaisseur même de ses couches.

essais, à déceler des traces médicamenteuses dans les urines des sujets soumis à des expériences variées.

Vers la même époque, Hébra (de Vienne) note des faits identiques.

Il est inutile de dire que l'on procéda aux expériences avec des séries différentes de médicaments.

En 1861, la thèse savante et claire de Louis Hébert établit les points principaux de l'argumentation contre l'absorption cutanée. Il note ce fait spécial que, si parfois on remarque dans les urines des sujets une modification alcaline, cela tient uniquement au fait seul de l'immersion du corps dans l'eau et que cela est aussi évident, scientifiquement parlant, dans un bain d'eau simple que dans un bain alcalin.

En 1863, Reveil s'appuyant sur les conclusions anciennes et nouvelles, en arrive à cette déclaration :

« Les bains simples, minéraux ou médicamenteux, n'ont qu'une *action de contact* qui variera suivant la nature des substances en dissolution. »

Et ainsi successivement les opinions s'affirment pour nier l'absorption cutanée.

En 1883, le savant hydrologue Max Durand Fardel conclut de même, bien qu'ayant douté d'abord, ce qui assure d'autant la sincérité de sa conviction.

A l'étranger, les expériences faites produisent la même opinion.

De nos jours, Albert Robin, concluant après une

série d'expériences, a pu affirmer hautement l'inaptitude de l'enveloppe cutanée à l'absorption.

Notons, dans la série des avis différents, les allégations de Kuhn, en 1853, qui pensait que la température du bain serait le grand modificateur de l'équilibre de la température du sang. D'autres savants, comme Béclard, étaient enclins à admettre l'absorption très lente et précédée du ramollissement de l'épiderme qui possède une couche *invasculaire.*

Mais même chez ceux qui sont enclins à affirmer l'inaptitude de la peau au phénomène de l'absorption, il y a toujours des doutes.

Willemin dit que cette absorption n'a lieu que dans des limites très restreintes et *ne peut expliquer l'action médicamenteuse des bains minéraux.*

Paul Bert déclare que « quelle que soit la théorie, il demeure acquis à la science que les bains médicamenteux doivent être, sous le rapport de l'absorption, ramenés au rang des médications infinitésimales. »

Delore, pour établir l'absorption, opère avec des corps gras en frictions.

Unna établit la série des médicaments qui favorisent l'absorption *en altérant la peau*, tel l'acide salicylique.

De même Ad. Ritter a vu l'iode se révéler dans les urines après solution de continuité dans l'enveloppe cutanée, alors que la peau sèche ne laisse rien passer.

Tel est le résumé succinct de l'état actuel de la question.

Il nous a paru intéressant, dans un ouvrage destiné à appuyer les résultats certains de nos boues, de nos douches et de nos bains minéraux simples, de chercher à délimiter l'explication de leurs effets, en écartant les erreurs possibles dans les opinions diverses.

Maintenant, doit-on dire, avec Bordeu, Patissier, Alibert, que les résultats en sont dus à l'excitation et à la révulsion; avec Becquerel, Scoutetten, Lambron, qu'il y a production de courants électriques?

C'est à la science de demain de nous donner une réponse certaine. En attendant qu'elle ait parlé, citons quelques expériences intéressantes qui visent les eaux minérales en général et nos boues en particulier.

Après Scoutetten, qui fut en France le promoteur de la théorie électrique, plusieurs médecins ont poursuivi ces études et fait de nouvelles recherches; nous citerons Lambron (à Luchon), de Ranse (à Néris), Paul Bénard (à Luxeuil). D'après de Ranse, les courants électriques des eaux minérales auraient une action modificatrice sur le système nerveux.

Comparant l'action des eaux à l'action variable des métaux, il croit que les eaux minérales possèdent une action électrique subordonnée à leur minéralisation.

Elles présenteraient une action spéciale suivant la variété des principes minéralisateurs qu'elles contiennent, et c'est ainsi qu'on s'expliquerait comment les eaux sulfureuses agissent mieux sur les scrofuleux et les lymphatiques, les eaux peu minéralisées de Néris sur les névropathes, etc., etc.

Le docteur Paul Bénard, expérimentant à Luxeuil, est arrivé à cette conclusion qu'il n'y a pas de rapport entre les réactions électriques des eaux et leur action excitante.

A l'exemple de Scouttetten, qui, dans ses expériences sur les eaux thermales des Bains romains à Plombières, constata une déviation galvanométrique de 60°, MM. Thore et Dufourcet ont fait quelques études sur l'électricité de nos eaux hyperthermales. La Fontaine Chaude leur a fourni un courant négatif très énergique, produisant un bruit intense dans un téléphone, et marquant 50° à un galvanomètre peu sensible.

De son côté, notre confrère le docteur Barthe de Sandfort a fait les mêmes expériences.

Il a plongé successivement des plaques métalliques dans les boues et, en les reliant par un fil, il a obtenu des courants électriques d'autant plus accusés que le métal était plus attaquable. Voici dans quel ordre ces métaux se sont rangés, en allant du plus oxydable au moins oxydable : fer, étain, zinc, plomb, cuivre, argent, or, et platine. Ce qui a frappé surtout notre confrère, c'est la stabilité de ces courants.

Une pile formée par deux lames, l'une de cuivre et l'autre de zinc, a donné un courant si régulier, qu'il n'a pas varié d'un degré galvanométrique pendant deux mois.

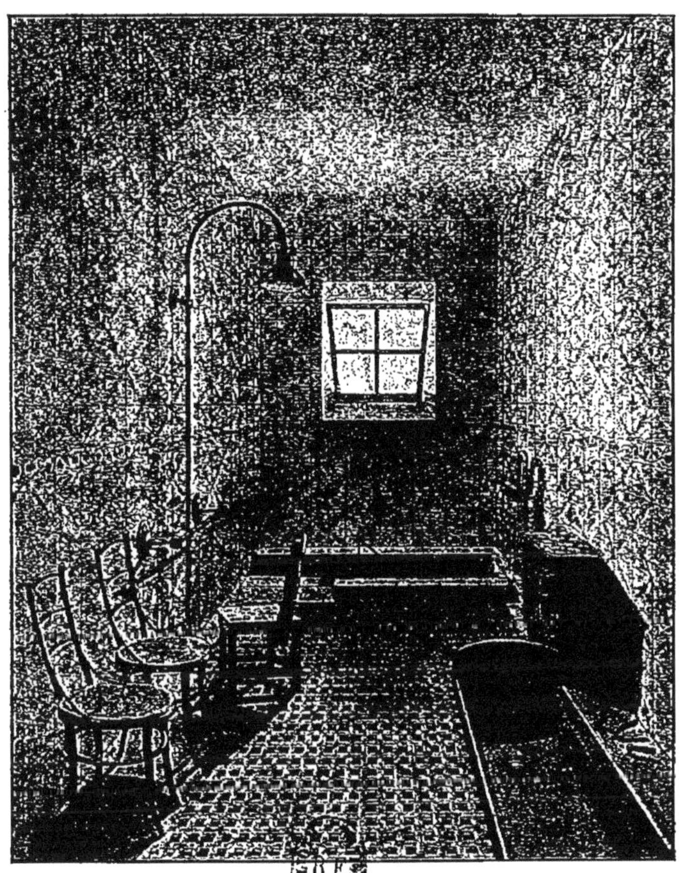

UNE CABINE DE BAIN DE BOUES

Au fond la piscine à boues; à droite la baignoire d'eaux minérales.

De plus, ce courant recueilli pendant douze heures dans un accumulateur, a pu actionner une sonnerie électrique pendant une heure.

Enfin, si l'on plonge un bras dans la boue et que ce bras soit relié par un fil à un morceau de charbon de cornue, il se fait encore un faible courant, allant du charbon au membre plongé dans la boue, devenu pôle négatif.

Ces expériences sont très précises et tout à fait d'accord avec les recherches faites sur les eaux minérales par les observateurs que nous avons cités plus haut. Ce qu'elles ont de nouveau, c'est qu'elles ont été faites sur des boues et qu'elles ont recueilli le courant dans un accumulateur, pour le rendre sous forme de mouvement de sonnerie [1].

S'ensuit-il de là que, dans nos boues, ce sont les qualités électriques qui soient les plus actives et qu'elles priment les autres propriétés, physiques ou chimiques? Nullement.

D'abord, il ne faut pas s'étonner de rencontrer des courants électriques dans de semblables conditions. Pour peu que le galvanomètre soit sensible, il en accusera. Il lui en faut si peu, qu'une pile formée de deux petits carrés de papiers métalliques mouillés en donne déjà d'appréciables.

Donc, et malgré qu'il soit très intéressant de

1. Extrait du Rapport à l'Académie de médecine de Paris sur le Mémoire de M. le docteur Barthe de Sandfort : *De l'Illutation des Boues minérales de Dax*. Au nom d'une commission composée de MM. Féréol, Villemin et Constantin Paul rapporteur (2 juin 1891).

constater et de recueillir l'électricité contenue dans les eaux et boues minérales, on ne peut, au sujet de son action sur l'organisme qui est lui-même constamment parcouru par des courants électriques, qu'émettre de simples hypothèses.

Il n'en est pas de même du calorique auquel on doit rapporter, sinon la totalité, du moins une bonne partie des effets obtenus par le bain de boues.

Comment se fait-il, en effet, qu'on ne lui accorde d'ordinaire qu'une part secondaire dans les effets curatifs? C'est qu'en général on est assez disposé à chercher dans les choses éloignées et mystérieuses des secrets que l'observation des phénomènes les plus simples eût révélés facilement.

Cette simplicité dans les causes n'est pas ce qui attire le plus grand nombre. On veut de l'extraordinaire. Au lieu de s'en tenir strictement aux données certaines de la science, on aime à se payer de quelques mots vagues, qui, sous une apparence abstraite, ne laissent après eux que l'ignorance et le préjugé.

La chaleur élevée du bain est un élément trop évident et trop palpable pour qu'il n'en soit pas tenu grand compte, et elle doit être considérée comme un des facteurs les plus importants dans l'action du bain de boues.

« *La température, a dit Fourcroy, est l'âme des eaux comme des boues; car, sans elle, elles sont peu de chose, et avec elle, presque tout.* »

La stimulation périphérique que la thermalité

détermine, les modifications ultérieures produites sur l'organisme par le système nerveux ainsi influencé sont, ainsi que nous le verrons bientôt, des effets immédiats, dus au calorique de la boue, et ils contribuent, dans une très large part, aux résultats thérapeutiques obtenus.

Il nous semble d'autant moins illogique d'attribuer ce rôle physiologique à la chaleur, que dans les pratiques chirurgicales actuelles, elle reçoit tous les jours de nouvelles applications inconnues de nos devanciers.

C'est ainsi que les métrorrhagies cèdent à un bain très chaud, à une injection d'eau chaude à 50° portée sur le col utérin à l'aide d'un irrigateur, ou à des applications à la même température sur la région lombaire, que les phlegmons et les abcès chauds sont heureusement influencés par l'enveloppement avec des compresses imbibées de liquides très chauds, etc., etc.

Si le calorique est un des principaux agents dans le mode d'action physiologique du bain de boues, il ne saurait être le seul, car il serait insuffisant pour expliquer sa vertu thérapeutique.

En effet, s'il en était ainsi, les cataplasmes ordinaires, les lotions, les fomentations, les bains d'eau simples eux-mêmes portés à la température de nos bains devraient produire des effets identiques à ceux qu'on obtient par l'emploi des boues. Or, il nous semble inutile de rappeler qu'avec ces moyens divers, on ne saurait provoquer ce degré d'excitation des fonctions de la peau et ces modifications spéciales qu'on retire de l'usage de la boue et des eaux minérales, même les moins minéralisées.

Le calorique des eaux minérales en général semble avoir des propriétés spéciales, mystérieuses, qu'on n'attribue pas au calorique fourni par la combustion, et ce qui semblerait le prouver, c'est d'abord la facilité avec laquelle le malade supporte des bains de boues à un degré très élevé, alors qu'il lui serait impossible d'entrer dans un bain d'eau simple portée artificiellement à la même température : et ensuite cet autre fait que l'ingestion de cette même eau à 60° ne cause aucune impression désagréable sur la bouche et le palais, qui ne manqueraient pas d'être douloureusement affectés par un liquide chauffé à la même température.

« Quoique, d'après les physiciens, dit Patissier, les phénomènes du calorique soient invariables, nous ne pouvons admettre que la chaleur animale et celle des eaux thermales soient identiques dans leurs effets avec celle que nous développons par les combustibles. Notre opinion est que le calorique des eaux se trouve dans un état de combinaison tout particulier, qui imprime certainement à nos organes une action spéciale, laquelle n'existe pas moins, quoiqu'elle échappe à nos savants, quels que soient leurs talents et la précision de leurs instruments. Il y a dans les eaux, comme dans l'air, *un je ne sais quoi* qui se dérobe aux recherches des chimistes. »

Il est un autre facteur, dans l'action du bain de

boues, qui nous semble avoir une importance considérable : nous voulons parler de l'*action mécanique* du bain lui-même, de la *pression exercée par la boue* sur l'enveloppe cutanée.

« La pression que les boues produisent sur la peau, dit le docteur Moeller [1], aurait pour résultat d'entraver la circulation des capillaires de la peau et de favoriser ainsi l'afflux du sang vers les organes internes. Les conditions thermiques du bain de boues auraient, d'après le docteur Jacob, pour effet, que la chaleur du bain ne se mettrait pas aussi rapidement au niveau de celle du corps. Celui-ci ne perdrait pas du calorique comme dans le bain chaud; il y aurait plutôt une tendance à l'élévation de la température organique. Cet effet serait, selon le même auteur, dû à l'action mécanique et thermique du milieu dans lequel le corps est plongé. Fellner et d'autres pensent, au contraire, que les sels contenus dans la boue joueraient également un certain rôle dans la production de ce résultat. »

« Si, dit Boschan [2], on compare entre eux deux bains offrant une légère différence dans leur pesanteur spécifique, la sensation de pression qu'éprouve le corps est parfaitement sensible.

« Ainsi, par exemple, cette sensation de pression est plus forte dans un bain d'eau froide que dans

1. *Traité pratique des Eaux minérales et Éléments de Climatothérapie*, Bruxelles, 1892.
2. *Die Salinischen Eisenmineralmoorbader zu Franzensbad*, Leipzig, 1852.

un bain tiède, dans un bain d'eau minérale que dans un bain d'eau ordinaire.

« La densité du bain de boues étant bien plus considérable que celle de tout autre bain, il s'ensuit que la sensation de pression augmentera proportionnellement à la consistance du bain.

« Une autre conséquence de la densité et de la consistance de la boue comparées à celles de l'air atmosphérique et même de l'eau, c'est que les muscles, quand on veut les mettre dans les bains de boue, sont obligés de vaincre la résistance que leur oppose le milieu ambiant. Il en résulte pour eux un exercice, pour ainsi dire gymnastique, qui s'accompagne d'une excitation particulière. D'abord ils ressentent une fatigue assez vive; mais bientôt ils acquièrent plus de force et de vigueur. »

Ces considérations que M. Boschan applique aux bains de boue de Franzensbad, peuvent parfaitement s'adapter aux bains de boues de notre station.

Il est, enfin, un dernier élément que nous ne saurions passer sous silence, étant donné le rôle prépondérant que certains lui attribuent. Nous voulons parler des *conferves thermales*.

Dax n'est pas la seule station où la flore thermale soit employée pour les usages balnéaires, et à Néris notamment, pendant de longues années, on en a fait une application topique journalière.

Il y eut même, à une certaine époque, un véritable engouement pour ce mode de traitement et peu s'en fallut qu'on ne l'appliquât à tous les maux.

A cet enthousiasme, dû sans doute aux remarquables études et au mémoire que le docteur de Laurès présenta sur ce sujet à l'Académie de Médecine de Paris, a succédé l'indifférence pour cet agent balnéaire.

Néanmoins, il est encore utilisé dans certains cas. Mais, comme il n'entre pas dans notre cadre d'insister plus longuement sur les conferves nérisiennes, nous nous bornerons à reproduire l'opinion d'un de nos confrères les plus distingués, au sujet de leur mode d'action.

Voici comment s'exprime, à cet égard, le docteur Morice [1] : « A quoi doit-on attribuer l'effet produit localement par les conferves ? A la plante ou à l'eau thermale qu'elle contient ?

« A cette double question, nous répondrons que jusqu'ici nos moyens d'investigation ne nous ont pas permis de trouver une solution absolument nette de critiques ; on sait bien que la conferve renferme de l'iode, et que cet iode s'y trouve intimement lié à sa trame organique ; qu'elle contient, en outre, des cristaux, etc. ; mais nous croyons, jusqu'à de nouvelles preuves, que l'eau minérale (92 p. 100) joue ici le plus grand rôle. »

Nous n'irons pas jusqu'à nier que les conferves thermales puissent avoir une certaine part dans l'action thérapeutique du bain ; nous voulons bien admettre que leurs cadavres contribuent à leur effi-

1. *Etude descriptive des Eaux de Néris-les-Bains*, Paris, O. Doin, 1888.

cacité en communiquant à ces boues des qualités physiques spéciales, et entre autres leur onctuosité caractéristique; il ne nous déplaît pas de reconnaître qu'elles peuvent avoir une action irritante spéciale, résultat de leur contact avec les nerfs cutanés.

Mais vouloir leur attribuer le rôle prépondérant nous semble tout au moins hasardé, d'autant plus qu'il y a à compter avec les éléments non moins importants que nous venons d'énumérer.

Quoi qu'il en soit de ces diverses théories, on est loin d'être encore positivement fixé sur le mode d'action du bain de boues.

Cette action est évidemment fort complexe, et nous estimons qu'en pareille matière, le mieux est encore d'être éclectique et de dire pour nos boues ce que disait Patissier des eaux minérales : « La boue minérale est une œuvre admirable de polypharmacie préparée par la nature, un médicament complexe qui agit par unité. »

En dehors de tous ces agents probables d'action, il est cependant une hypothèse, qui, éclairée par les recherches de la physiologie moderne, paraît très acceptable : *les bains de boues agiraient par la stimulation qu'ils exercent sur l'enveloppe cutanée.*

L'impression thermique qu'ils exercent sur la peau est recueillie par les filets sensitifs cutanés : cette impression est transmise à la moelle, qui la réfléchit pour provoquer dans les parties soumises à l'action de la boue thermale des phénomènes de vaso-motricité : que le bain soit très chaud et que le malade y plonge presque la totalité de son corps, l'excitation des nerfs thermiques deviendra plus intense, le réflexe se généralisera et s'étendra sur tout l'organisme. Comme conséquence, on notera un réveil de l'innervation de tous les appareils et de toutes les fonctions organiques, en même temps que de profondes modifications seront apportées dans l'organisme, qui favoriseront les procédés de désassimilation et activeront les sécrétions.

De là, une allure plus vive imprimée aux oxydations interstitielles.

Devons-nous, en terminant cet aperçu, réfuter les arguments de quelques malades et même de certains médecins sceptiques qui veulent exclusivement attribuer les bienfaits des eaux et des boues aux meilleures conditions hygiéniques de la campagne, au voyage, aux distractions, à l'abandon des affaires, etc.

Nous leur répondrons avec Bertrand que « ce ne sont pas les charmes d'un beau site qui guérissent un rhumatisme; que jamais le changement d'air n'a délivré le blessé des suites d'un coup de feu et que les plaisirs de la société n'ont pas fait déposer les béquilles à tel indigent qui, dans sa condition, a du moins cet avantage que les écarts de l'imagination compliquent rarement les maux dont il est affecté ».

Et à ces gens qui font parade de leur scepticisme, nous demanderons, à notre tour, de nous expliquer les résultats obtenus de l'usage des eaux minérales par la médecine vétérinaire. Invoqueront-ils ici les distractions, le calme champêtre et la tranquillité d'esprit?

Examinons maintenant les modifications immédiates et subjectives éprouvées par le malade dans un bain de boues; elles peuvent être rattachées d'une manière générale à deux appareils principaux : au système nerveux, qui est le plus directement influencé, et au système circulatoire qui ne l'est que secondairement.

Dans un bain de boues, à la condition toutefois qu'il ait au moins 40° centigrades, il y a une très vive excitation nerveuse, à laquelle participe tout l'organisme. Le système réagit contre une impression qui lui est fâcheuse. Tout s'agite, l'appareil circulatoire est en émoi, le cœur se contracte avec énergie et précipitation, les capillaires sont en éréthisme.

Au point de vue circulatoire, gonflement général, dilatation des vaisseaux cutanés, turgescence de la peau, irrigation sanguine plus facile, battement des artères, et enfin sécrétion sudorale survenant pour lutter par évaporation, contre l'apport anormal de chaleur que la boue communique à l'épiderme.

Si la température du bain est plus élevée, 45° et au delà, palpitations, angoisse, oppression, dyspnée, étourdissements, tintements d'oreilles, etc. Au delà de 45° la régulation se fait de plus en plus mal et la lutte de l'organisme devenant plus difficile, des dangers peuvent surgir.

De la constatation de ces phénomènes divers on est en droit de conclure que le bain de boues agit en vertu d'une action complexe, telle que la nature la fait. Il détermine un état fluxionnaire de la peau, modifie ses conditions circulatoires ainsi que celles des viscères; il réveille la vitalité des parties, régularise la distribution du flux nerveux et stimule la nutrition générale, il favorise enfin les combustions organiques tout en modifiant dans un sens inconnu les réactions intracellulaires; car, comme l'ont prouvé certaines expériences (Bert et Regnard), l'élévation de la température du corps augmente la rapidité de l'élimination de l'acide carbonique et de l'absorption de l'oxygène.

En Allemagne, Bartels[1] a démontré également que lorsque la température du corps s'élevait, on voyait augmenter le chiffre de l'urée.

Schleisch[2] a constaté le même fait à la suite de bains chauds à 38°, 42°, et Naunyn[3] a observé que pour augmenter l'élimination de l'urée chez le chien, il suffisait d'élever artificiellement la température de l'animal.

Or, si l'on accepte les idées émises par M. le professeur Bouchard sur la nature du rhumatisme, on reconnaîtra que le bain thermal en général — et le bain de boues en particulier — convient parfaitement au traitement des arthritiques.

1. Bartels, *Greisswalder Medicin.* Beit. III, 1864.

2. Schleisch, *Verhalten der Harnstoffproduction bei Künstl. Steigerung der Köpertemperatus*, Diss. inaug. Tubingen, 1875.

3. Naunyn, *Berliner Klin. Woch*, 1869, n° 4.

Quel est, en effet, le but thérapeutique à viser chez ces diathésiques? Stimuler le fonctionnement de la peau, activer la nutrition ralentie, transformer l'état général, produire, en un mot, une modification fonctionnelle dans l'économie.

Le bain de boues agit dans ce sens, car il est un agent de révulsion, de dérivation, de décongestion, et, par le fait même, de résolution, en même temps qu'un stimulant du système musculaire.

Comme effets généraux éprouvés par les malades soumis au bain de boues, nous signalerons une certaine agitation nocturne, une fatigue et lassitude générales, la tendance au sommeil, le réveil subaigu ou aigu des douleurs, la constipation, qui cède asez facilement à l'usage interne de l'eau thermale, la congestion des veines hémorrhoïdales, et l'exagération de la soif.

On comprend aisément la raison de ce dernier phénomène qui se produit presque constamment. La quantité des liquides éliminés par les sueurs et par les voies urinaires n'est pas compensée par la quantité des liquides absorbés, et il semble qu'il y ait, en la circonstance, une réaction entre les surfaces cutanées externe et interne, identique à celle qui se manifeste chez les individus atteints de vastes brûlures. Aussi comme c'est d'habitude après le bain que ce besoin de boire est plus vif, avons-nous la coutume, ainsi que nous l'avons dit plus haut, de faire ingérer aux malades une certaine quantité d'eau chaude, qui calme parfaitement la soif, en même temps qu'elle répond à une indication thérapeutique, très bien établie par M. le professeur Bouchard.

Au bout de quelques jours, lorsque le fonctionnement de la peau est devenu plus libre et plus facile, ces phénomènes généraux que nous venons d'énumérer, et qui peuvent être, au début, très accusés, diminuent d'intensité et disparaissent même complètement.

L'agitation nocturne fait place à un sommeil réparateur; l'appétit augmente, les digestions deviennent faciles; et au point de vue local, on constate la résorption des épanchements articulaires organisés ou en voie d'organisation, une plus grande facilité et une plus grande souplesse dans les articulations, en un mot, une modification notable dans l'état général et local des malades.

On n'ignore pas que le réveil des douleurs récentes ou anciennes est un phénomène fréquemment observé dans les stations thermales. A Dax il est presque de règle que le traitement provoque un retour offensif de la diathèse rhumatismale qui se manifeste sous forme de poussée articulaire subaiguë mais passagère. L'anecdote suivante prouvera au lecteur que la constatation de ce fait ne date pas d'hier :

En passant à Dax, Mlle de Montpensier amusa fort la cour par une de ces fantaisies dont elle était coutumière et qu'il faut lui laisser le soin de raconter.

« Nous passâmes à Acqs, où il y a une fontaine d'eau chaude et une d'eau froide.

« Il y aussi des boues que l'on disait fortifier les bras et les jambes où on avait quelque mal, si on les mettait dedans et, après les avoir sortis, il fallait les laver avec cette eau. J'en envoyai chercher pour mettre sur un bras qui m'avait fait mal après la chute de dessus un cheval qui m'avait aussi fait prendre une entorse au pied. Comme il y avait longtemps que je ne m'en sentais plus, je fis le remède plutôt pour l'essayer que par nécessité : au lieu de me trouver soulagée ou plutôt fortifiée, le lendemain je ne pouvais marcher ni m'aider de mon bras qui se pela aussi bien que mon pied, et l'un et l'autre devinrent comme si j'avais eu des érysipèles. L'on se moqua fort de moi de m'être fait malade par la crainte de le devenir un jour[1]. »

1. *Bulletins de la Société de Borda.* — Abadie, *Un mariage espagnol.*

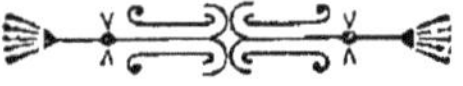

V

Maladies tributaires des Boues et Eaux de Dax.

(FORMULES THERMALES DE LA STATION)

Dans sa préface aux *Études médicales, scientifiques et statistiques des principales sources minérales de France, d'Angleterre et d'Allemagne*, M. le docteur Ch. Herpin (de Metz) s'exprimait ainsi :

« J'ai toujours été incrédule sur l'article des vertus merveilleuses attribuées aux eaux minérales.

« Comment croire, en effet, que quelques centigrammes de chlorure de sodium, de sulfate ou de carbonate de soude, de chaux, etc., puissent produire les guérisons extraordinaires que l'on nous annonce si pompeusement tous les jours !

« Il y a, dans un kilogramme de blé ou de pain, plus de chlorure de sodium, de phosphates, de silicates, de soude, de chaux, même d'arsenic, etc., que n'en contiennent plusieurs litres d'eaux minérales les plus renommées!!...

« Comment donc admettre que ces principes minéralisateurs, pour la plupart inertes ou en quantités presque impondérables, puissent guérir, comme par enchantement, les maladies les plus invétérées et les plus différentes : celles de la tête, des nerfs, comme celles de l'estomac, des viscères et des membres? Que les eaux chargées des principes minéralisateurs les plus différents, guérissent néanmoins les mêmes maladies avec un égal succès?

« Aussi, combien de fois ne m'est-il pas arrivé de laisser tomber de mes mains, avec un sourire de pitié, plus souvent encore de repousser avec un mouvement d'indignation, ces monographies balnéologiques, où sont entassées une foule d'histoires, de guérisons miraculeuses plus ou moins incroyables, où les différentes sources minérales, chacune à leur tour, sont vantées comme une panacée universelle, comme un remède souverain contre presque toutes les maladies!

« J'avais fini par reléguer tout ce fatras de *réclames* dans un des coins les plus reculés de ma bibliothèque, sous la rubrique : *orationes pro domo sua*. . . . .

« Cependant, est-il permis de supposer que les médecins qui ont écrit, *de visu*, sur les eaux minérales, qui se sont succédé depuis des siècles dans l'administration de ces eaux, se soient tous abusés et trompés les uns les autres, ou qu'ils se soient entendus ensemble pour propager le mensonge?

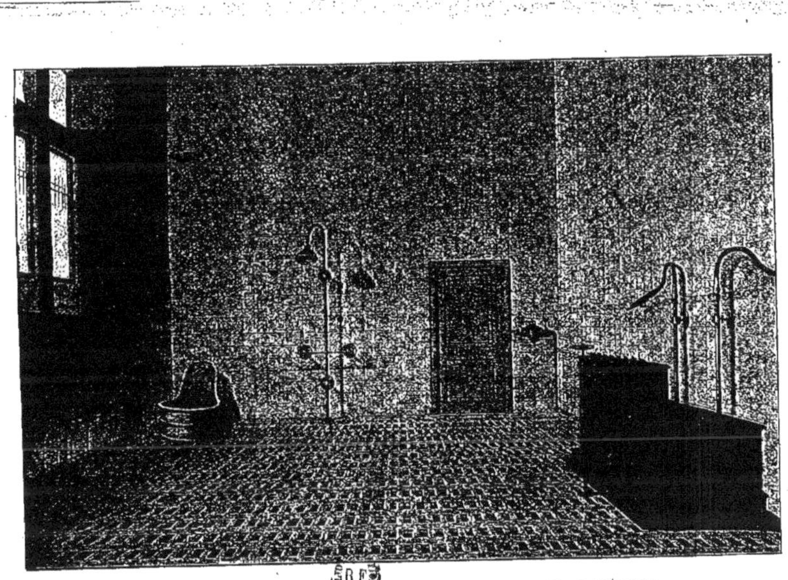

SALLE DE DOUCHES DE L'ÉTABLISSEMENT DES BAIGNOTS
(1re classe; vue latérale).

Enfin, qu'il ne se soit pas trouvé parmi eux un homme assez habile pour reconnaître l'erreur, assez honnête pour dévoiler l'imposture et proclamer la vérité?

« Peut-on admettre que les milliers de malades de tous les pays qui se rendent, chaque année, aux eaux, qui y retournent *spontanément* et *par reconnaissance*, se trompent et s'abusent eux-mêmes sur leur état?

« Enfin, peut-on révoquer en doute le témoignage des malades, lorsqu'ils déclarent avoir retiré du soulagement par l'usage des eaux?

« Dès le début de mon investigation et de mon enquête, lorsque j'étais encore sous l'influence d'un scepticisme un peu exagéré, il m'est arrivé souvent d'avoir à consigner, sur mes notes, des faits irréfragables de guérison en contradiction formelle avec les opinions que je m'étais formées par avance sur les effets des eaux.

« Si je disais à un confrère : Je ne puis pas croire, en vérité, à tels et tels faits que vous avez rapportés dans vos ouvrages; il y a là erreur évidente ou exagération de votre part....

« Et le confrère de me répondre : Venez avec moi, ou allez à tel endroit, vous verrez et vous questionnerez vous-même le malade, ou vous trouverez quelque chose de plus extraordinaire encore. Et cela était vrai. »

. . . .

Il est incontestable que les médecins des stations

thermales, *les hydropathes*, ont, en général, une réputation plutôt médiocre auprès du corps médical ; cela tient à la fâcheuse coutume qu'ils ont d'exagérer à outrance les mérites, les vertus des eaux de leurs stations et de les représenter dans leurs travaux comme une panacée universelle.

Au lieu de chercher à restreindre le cadre des applications de leurs sources, et à mettre en relief leurs caractéristiques thérapeutiques, ils multiplient à plaisir les maladies qui en sont justiciables ; de telle sorte que, lorsqu'un médecin désire s'enquérir des indications de la station, il lui est impossible de se faire une idée au milieu du fouillis des affections les plus variées, les plus dissemblables qu'on prétend y guérir.

Comment veut-on que, dans ces conditions, le corps médical prenne un intérêt quelconque à la lecture des monographies thermales qui lui arrivent de tous côtés? Pense-t-on qu'il puisse accorder le moindre crédit à ces travaux ?

Le supposer serait lui faire injure.

Qui trop embrasse mal étreint, dit un sage proverbe qui peut s'appliquer aux stations qui affichent la ridicule prétention de guérir toutes les maladies.

Mais n'allons-nous pas nous-même céder à cette fâcheuse tendance, à laquelle tant d'hydropathes n'ont pas su résister?

Nous ferons notre possible pour éviter ce reproche, car, loin de généraliser les ressources de notre station, nous chercherons, au contraire, à les restreindre au petit groupe d'affections pour lesquelles la tradition, l'expérience et la clinique ont démontré l'efficacité de nos Boues et de nos Eaux.

Les indications des Eaux et Boues de Dax sont *générales* et *spéciales*.

1° *Générales*. — Nos boues s'adressent tout particulièrement au rhumatisme et à ses diverses manifestations : c'est là leur véritable spécialisation thérapeutique.

2° *Spéciales*. — Parmi les manifestations extérieures de l'arthritisme heureusement modifiées par ces agents thermaux, nous citerons :

Les *arthropathies rhumatismales* en général; le *rhumatisme chronique simple articulaire, consécutif à une polyarthrite aiguë*; le *rhumatisme chronique d'emblée* (*articulaire chronique progressif*, *rhumatisme noueux*, *goutteux*, *polyarthrite déformante*); le *rhumatisme chronique partiel*, les *nodosités d'Héberden*, l'*hydarthrose* (chronique ou à répétition) et les *pseudo-ankyloses* qui en sont si souvent la suite, le *rhumatisme blennorrhagique*, la *talalgie blennorrhagique*, la *névralgie sciatique*, *intercostale*, etc., le *rhumatisme péri-articulaire* (péri-arthrite, sclérose péri-articulaire), le *rhumatisme fibreux*, *musculaire*, l'*arthrite sèche*, les *synovites tendineuses*, les *névrites*, la *sclérodermie*, l'*arthrite rhumatismale chronique de la hanche*, la *spondylose rhumatismale* et la *spondylose rhizomélique*.

Nous choisirons parmi les malheureux atteints de ces diverses affections ceux que nos boues et nos eaux sauvent définitivement de la douleur, et nous insisterons tout spécialement sur les cas que nous voyons le plus fréquemment dans notre station.

I. — RHUMATISME ARTICULAIRE CHRONIQUE SIMPLE, CONSÉCUTIF AU RHUMATISME ARTICULAIRE AIGU

Cette variété succède au rhumatisme articulaire aigu ou subaigu.

Après la cessation des phénomènes inflammatoires, il persiste dans les articulations trois variétés de symptômes : 1° ou de l'hydarthrose; 2° ou de l'arthrite sèche; 3° ou de l'œdème péri-articulaire.

L'hydarthrose, on le sait, est caractérisée par la présence dans la cavité articulaire d'un liquide séreux, d'aspect et de consistance variables. On reconnaît sa présence par le changement de volume de l'articulation, par la sensation du choc de la rotule sur les condyles, sous l'influence d'une dépression un peu brusque, et par la fluctuation.

L'arthrite sèche a, comme signe caractéristique, les craquements secs, rudes, nombreux que l'on perçoit à chaque mouvement de la jointure.

L'œdème péri-articulaire chronique est plus ou moins marqué et plus ou moins dur, c'est-à-dire plus ou moins ancien. Dans ce dernier cas, on dit qu'il y a de l'empâtement péri-articulaire.

Cet œdème péri-articulaire existe seul ou coexiste avec de l'arthrite sèche ou avec de l'hydarthrose.

Que le rhumatisme se présente sous la forme d'arthrite sèche, d'hydarthrose ou d'œdème péri-articulaire, il est le plus souvent accompagné d'un symptôme qui fait rarement défaut : la douleur.

Celle-ci affecte certains points d'élection, variables pour chaque articulation, et que Bouilly a très bien décrits dans une de ses cliniques de l'Hôpital Necker[1].

Au genou, on rencontrera une sensibilité fort vive à la partie interne du condyle interne, un peu au-dessus de l'interligne articulaire, au niveau du point où la synoviale se réfléchit. A côté de ce point, il en est un autre que l'on rencontre très fréquemment et qui est situé au-dessous de la rotule, de chaque côté du ligament rotulien, dans cette partie de l'articulation où existe un volumineux peloton cellulo-graisseux, en rapport également avec une réflexion de la synoviale.

A l'épaule, les points douloureux sont : 1° à la partie antérieure de la région, lorsqu'on presse sur la tête de l'humérus; 2° à la face postérieure, immédiatement au-dessous de l'acromion; 3° dans le creux de l'aisselle, à la partie inférieure de la synoviale.

Au coude, on trouve surtout deux points à la partie postérieure de l'articulation, de chaque côté de l'olécrâne, et un troisième au niveau de l'interligne articulaire de la petite articulation radio-

1. *Semaine Médicale*, 21 septembre 1882.

cubitale supérieure, surtout lorsqu'on fait exécuter au membre des mouvements de pronation et de supination.

En général, ces divers points se rencontrent dans les régions où la synoviale est superficielle ou recouverte de filets nerveux.

A côté de cette douleur à la pression, il en existe une autre, articulaire, spontanée, qui s'exacerbe par les mouvements et sous l'influence du froid humide. Cette douleur, d'une intensité variable, oblige souvent le malade à garder le repos.

Le rhumatisme chronique simple est surtout polyarticulaire : il affecte les grandes et les petites jointures, le genou et l'épaule parmi les grandes, les articulations du rachis, des doigts, des orteils parmi les petites.

C'est une maladie à rémission et à exacerbation, pendant lesquelles le malade présente une exaspération des douleurs, de l'œdème, de l'hydarthrose, un peu de rougeur et de chaleur à la peau, en un mot une légère poussée aiguë.

Il n'amène généralement pas de déformations proprement dites des articulations ; mais il peut être suivi de raideur, d'immobilisation de la jointure. Du côté des muscles, on constate quelquefois que les tendons, par le seul fait de leur immobilité prolongée, ont contracté des adhérences avec leurs gaines ; quant aux fibres musculaires, elles peuvent être atrophiées. La raideur de l'articulation n'est pas le seul phénomène observé : il y a encore de la faiblesse articulaire, venant de ce que les agents moteurs de l'articulation ont subi l'atrophie.

Tous les faisceaux musculaires ne sont pas également atrophiés, et certains groupes sont plus facilement atteints : c'est ainsi qu'au genou le droit antérieur, à la hanche les fessiers, à l'épaule le deltoïde, au bras le biceps et le brachial antérieur subissent généralement la plus grande atrophie. Celle-ci est telle quelquefois que les saillies osseuses de la région font un relief des plus prononcés, et qu'à un examen superficiel du membre, on pourrait croire à une véritable malformation.

D'une note présentée à la Société médico-pratique [1] par M. le docteur Cazalis (d'Aix), il ressort que chez un grand nombre de rhumatisants chroniques (surtout dans le rhumatisme chronique simple), il existe une prédominance des manifestations arthritiques d'un côté du corps. Cette prédominance est telle que les malades peuvent être appelés des hémi-rhumatisants, et que l'hémi-rhumatisme peut être considéré comme une variété de rhumatisme chronique. Chez ces malades d'ailleurs, la localisation dimidiée n'est pas absolue, mais pendant un certain temps plus ou moins long, bien souvent pendant des années, le rhumatisme prédomine d'un côté, si bien que cette région du corps est toujours considérée par les malades comme leur côté faible, celui où les attaques du rhumatisme

1. 28 mars 1887.

sont et resteront les plus fréquentes, les plus pénibles et les plus tenaces Il faut noter aussi que cette prédominance d'un côté, cette hémilatéralité des accidents morbides s'observe, non seulement pour les arthrites, mais pour d'autres manifestations, telles que la bronchite chronique, la congestion pulmonaire et le froissement pleurétique décrit par Colin. Il est à remarquer d'ailleurs que la chorée et l'hystérie, qui sont si souvent des manifestations de l'arthritisme, prédominent également d'un côté, mais beaucoup plus souvent à gauche qu'à droite.

C'est cette affection qui constitue le triomphe des eaux minérales en général et de Dax en particulier.

Le malade arrive impotent, sur des béquilles, souffreteux, amaigri, pâle, et au bout de quelques jours il marche : on crie au miracle.

La convalescence de la polyarthrite aiguë marche à pas rapides sous l'influence des bains de boues et des douches chaudes.

Les lésions articulaires (épaississement des synoviales, épanchement, œdème péri-articulaire), la douleur et la raideur articulaire disparaissent assez vite, quelquefois comme par enchantement; l'amélioration persiste.

II. — POLYARTHRITE DÉFORMANTE RHUMATISME GOUTTEUX, NOUEUX, ETC.

Longtemps confondue avec la goutte, cette maladie indiquée par Musgrave, en 1703, sous le nom de *goutte asthénique primitive*, avait déjà été entrevue et signalée par Sydenham. Toutefois ce n'est qu'au commencement du siècle que l'attention fut attirée tout particulièrement sur les variétés déformantes de ce rhumatisme. En 1800, Landré-Beauvais [1], interne de Pinel à la Salpêtrière, fait revivre l'expression choisie par Musgrave et prend pour sujet de sa thèse inaugurale le titre suivant : « Doit-on admettre une nouvelle espèce de goutte sous le nom de *goutte asthénique primitive?* » En 1804, Heberden décrit une affection des jointures « qui ne débute pas par le gros orteil comme la goutte, mais qui se différencie du rhumatisme ordinaire par des douleurs beaucoup moins vives ».

Mais il faut arriver à Haygarth (1805-1813) [2] pour avoir une description complète de cette maladie, à laquelle le médecin anglais donne le nom de *nodosités des jointures* : c'est lui qui, pour la première fois, précise d'une manière fort nette la nature des nodosités propres à cette forme de rhumatisme, et reconnaît qu'elles sont développées aux dépens des os eux-mêmes.

Chomel (1813), Lobstein (1833) [3] publient des études sur l'anatomie pathologique de cette maladie. Avec Adams (1839) [4] l'étude du rhumatisme noueux s'engage dans une voie nouvelle et féconde en

1. Landré-Beauvais, Thèse de Paris, 1800.
2. Haygarth, *A clin. Hist. of deseases*, London, 1805.
3. Lobstein, *Traité d'anat. path.*, t. II, p. 207.
4. Adams, *Cyclop. of anat. and phys.*, 1839.

progrès. « C'est à Adams, dit M. le professeur Charcot, que nous devons les meilleures études sur le rhumatisme chronique. » Dès cette époque, les recherches se font un peu dans tous les pays, et beaucoup d'auteurs se succèdent qui donnent de bonnes descriptions de cette forme de rhumatisme sous des noms divers : *arthrite noueuse* ou *ostéoporose* (Romberg), *multi-arthrite déformante*, *arthrite rhumatoïde* (Garrod), *arthrite sèche* (Deville et Broca), *arthritis deformans* (Virchow), *rhumatisme goutteux* (Smith, Fuller, Trastour), *rhumatisme noueux* (Trousseau), *arthrite déformante ou noueuse* (Beau), *rhumatisme articulaire progressif* (Charcot), *nodosités* (Heberden), *rhumatisme chronique partiel*, *rhumatisme artériel primitif* (Vidal-Plaisance), *rhumatisme chronique osseux multi-articulaire* (Besnier), *polyarthrite déformante* (Jaccoud), etc., etc. De nos jours enfin l'affection a été mieux décrite sous les noms de *rhumatisme noueux*, par M. le professeur Charcot [1], M. Trastour [2], M. Vidal [3], M. le professeur Lasègue [4], M. Plaisance [5], M. le profes-

1. Charcot, *Etude pour servir à l'histoire de l'affection décrite sous les noms de goutte asthénique primitive, nodosités des jointures, rhumatisme articulaire chronique*, etc., 1853. — *Leçons cliniques sur les maladies des vieillards et les maladies chroniques*, Bourneville, 1874.

2. Trastour, *Du rhumatisme goutteux chez la femme*, Thèse Paris, 1853.

3. Vidal, *Considérations sur le rhum. articul. chron. primitif*, Thèse Paris, 1855.

4. Lasègue, Du rhumatisme noueux et de son traitement par l'iode, *Arch. de Médecine*, septembre 1856.

5. Plaisance, *Étude nosologique sur le rhumatisme artic. chron. primitif*, Thèse Paris, 1858.

seur Trousseau [1] ainsi que Guéneau de Mussy [2].

Si le rhumatisme noueux n'a été bien décrit et parfaitement connu que de nos jours, il ne faudrait pas en conclure que cette maladie était plus rare autrefois qu'à notre époque. M. le professeur Delle Chiaje [3], en effet, a retrouvé dans les fouilles de Pompéi des exemples de déformations du squelette analogues à celles que nous observons aujourd'hui, et M. le professeur Virchow a constaté, sur des os recueillis dans un cloître de Poméranie, les lésions caractéristiques de la maladie.

Les opinions les plus diverses ont été émises sur la nature du rhumatisme noueux : certains auteurs, Fuller et Garrod entre autres, différencient le rhumatisme noueux de la goutte et du rhumatisme, tandis que la plupart des observateurs français, et Charcot en particulier, l'y rattachent. Les femmes sont généralement prédisposées à cette affection : cette prédisposition a été très bien démontrée par MM. Trastour et Émile Vidal, et Cruveilhier en avait été si frappé qu'il avait appelé cette maladie *la goutte des femmes*.

Chez les infirmes de la Salpêtrière, M. Charcot a

1. Trousseau, Du rhumatisme noueux dit à tort rhumatisme goutteux (*Bull. de thérapeutique*, t. LXVIII, 1865). — *Clinique médicale de l'Hôtel-Dieu*, t. III, 3e édit., 1873.

2. Guéneau de Mussy, Leçons cliniques sur le traitement du rhumatisme chronique, *Gazette des hôpitaux civils et militaires*, 1873.

3. Delle Chiaje, *Cenno anatomico patologico susse ossa humani scavati in Pompéi*, Napoli. 1853. — *Miscellanea anatomico patologico*, t. II, Napoli, 1857.

pu, sur 100 femmes, relever une proportion de 8 rhumatismes chroniques déformants, et M. le Dr Privat[1], durant cinq années successives d'observations à Lamalou, a, sur 205 sujets atteints de rhumatisme noueux, trouvé 4 hommes et 201 femmes.

Tandis que le rhumatisme articulaire aigu apparaît surtout de quinze à trente ans, le rhumatisme noueux se montre généralement de vingt à soixante ans. « Pour le rhumatisme noueux, nous avons démontré, M. Trastour et moi, dit M. Charcot, qu'il est deux périodes de la vie où l'on est plus particulièrement exposé à subir ses atteintes : c'est de vingt à trente ans, époque du développement complet, et de quarante à soixante ans, époque de la ménopause, que cette affection se manifeste le plus volontiers. »

Quant aux conditions étiologiques, nous les résumerons, en disant avec le docteur Privat :

« D'après l'expérience, le sexe féminin, l'âge adulte, l'influence du refroidissement, et surtout l'action prolongée du froid humide, l'état de grossesse, les suites de couches, l'allaitement, la ménopause et surtout l'hérédité, constituent le fond de l'étiologie du rhumatisme noueux, qui donne en outre à ces malades une singulière disposition barométrique ». L'affection se localise le plus souvent, et avec une remarquable symétrie, aux articulations des doigts et des mains. Aussi M. Lasègue

1. Privat, *Bull. général de thérapeutique*, n° du 30 avril 1866.

écrivait-il, en 1844, dans ses *Études thérapeutiques sur les Eaux minérales des bords du Rhin* : « Le mal débute par une des articulations des phalanges entre elles ou avec le métacarpe; rarement, jamais peut-être, par celles du pouce. Une fois qu'il a touché une de ces parties, il ne la quitte plus; mais, à la manière des affections chroniques, il a ses recrudescences; à chaque nouvel accès, la déformation articulaire, d'abord inaperçue, fait de sensibles progrès; des parties latérales par lesquelles elle avait débuté, elle envahit bientôt l'articulation qu'elle contourne; les extrémités des os deviennent noueuses, elles s'empâtent, s'élargissent et finissent par perdre entièrement leur forme primitive. »

Le rhumatisme noueux se distingue donc, et par la marche progressivement envahissante qu'il affecte, et par son idiosyncrasie diathésique qu'il trahit à chacune de ses manifestations. C'est, en effet, son caractère le plus saillant de se présenter sous forme de poussées successives, subintrantes, qui sont à bon droit considérées comme l'expression de la diathèse qui les domine et les produit.

Telle est aussi l'opinion de M. Lancereaux qui, dans son *Traité de l'herpétisme*, où il étudie d'une façon si méthodique et si philosophique les maladies chroniques et leur origine toujours diathésique, écrit que « le *rhumatisme articulaire aigu constitue une maladie à part, absolument différente du rhumatisme dit chronique, manifestation de l'herpétisme* ».

Ce caractère, sur lequel les auteurs ont insisté

avec juste raison, est d'autant plus saisissant qu'on peut le constater, pour ainsi dire, d'emblée, dès sa première manifestation. A côté de ce signe caractéristique, il s'en trouve un autre plus général, pathognomique, c'est l'habitus spécial aux noueux, habitus qui est comme le cachet de leur maladie. Il n'y a pas de médecin qui n'ait été péniblement impressionné par l'aspect de ces mains déformées, tordues, inhabiles à toute espèce de travail; de ces colonnes vertébrales qui s'infléchissent; de ces genoux tuméfiés qui craquent au plus léger mouvement; de ces jambes et de ces pieds devenus impuissants à soutenir le poids d'un corps cependant bien amaigri.

Nous avons tous entendu les plaintes et les cris de ces malheureux infirmes en proie à des douleurs continuelles qui s'exaspèrent pendant la nuit; et, il faut le dire, il n'est pas de praticien qui, après avoir épuisé l'arsenal thérapeutique, ne se soit trouvé complètement désarmé en face de cette cruelle maladie. En effet, toutes les médications proposées pour la combattre peuvent produire quelques bons résultats, mais aucune ne compte de succès complet. La seule qui ait donné des résultats bien réels et constants est la médication thermale longtemps continuée ou reprise à de courts intervalles.

L'examen des malades atteints de rhumatisme noueux comporte des symptômes de deux ordres.

Les premiers, ou d'ordre local, se manifestent sur les organes de la locomotion, articulations et muscles, ou bien ils se portent sur les viscères et les principaux appareils de l'économie.

Au début, comme troubles locaux, on constate, à peu de chose près, les mêmes phénomènes que ceux qui se développent dans le rhumatisme articulaire aigu : douleur, rougeur, tuméfaction, chaleur. Mais l'intensité des accidents est moins grande et la mobilité de l'affection beaucoup moins accentuée. Quelquefois même la douleur fait presque totalement défaut; quand elle existe, elle est exaspérée par la pression et surtout par les mouvements communiqués. Parfois atroce pendant les crises, on la voit bientôt faire place à des douleurs moins aiguës et plus mobiles.

Ces douleurs subaiguës sont alors permanentes et sont très souvent exaspérées par les variations atmosphériques. Les extrémités supérieures sont atteintes les premières, le plus souvent symétriquement. Bien que le début se fasse ordinairement par les petites jointures, il est commun de voir une grosse articulation être le point de départ de la maladie.

Voici à cet égard quelques chiffres donnés par M. Charcot. Le début a eu lieu par :

1° Mains et pieds seuls, petites jointures. . .	25 fois
Gros orteil.	4 —
2° Mains et pieds en même temps qu'une grosse articulation	7 —
3° Une grosse jointure d'abord, plus tard les doigts.	9 —

Mais, en même temps que ces accidents, se développe un autre phénomène : la rétraction spasmodique des muscles et des altérations dans la forme et la direction des membres. « Les articulations sont déviées d'abord, plus tard déformées, disloquées dans les cas les plus graves. Parfois on perçoit un bruit de craquement très manifeste au moindre mouvement. » (Lasègue, *loc. cit.*)

La tuméfaction envahit les parties molles et les parties dures; la synoviale s'épaissit, les extrémités osseuses atteintes d'ostéo-chondrites augmentent de volume : d'où déformations, subluxations et rétraction des tissus fibreux, toutes lésions qui donnent aux jointures ce cachet original dont nous avons déjà parlé; les masses musculaires s'atrophient avec dégénérescence graisseuse, amenant ainsi l'impotence absolue et aggravant les déformations articulaires. Il est aisé de se figurer les accidents produits par ces altérations, surtout dans les pieds et dans les mains, qui sont composés de petits os plus ou moins mobiles; on peut aussi se faire une idée de la gêne et des entraves qu'elles doivent apporter aux mouvements; ce sont elles qui donnent une vérité si désespérante à ces paroles des malades : *pour manger, je n'ai pas de mains; pour marcher, je n'ai pas de pieds; mais pour souffrir je retrouve, hélas! mes mains et mes pieds! cibus capiendus est, manus non habeo; incedendum est, desunt mihi pedes. At dolendum est; sunt et pedes mihi et manus!* A quoi sont dues ces déformations articulaires? Doivent-elles être attribuées aux subluxations, au gonflement des os, aux végétations épiphysaires, à l'éburnation des surfaces articulaires, ou plutôt se produisent-elles sous l'influence du système nerveux? Comment, se demande M. le professeur Trastour[1], faire la part de ces divers éléments? Et faisant allusion aux travaux du professeur Le Fort, du Dr Valtat[2], son élève, de Blum (thèse d'agrégation, 1879), de Dally[3] pour qui « une arthrite des plus légères peut déterminer des troubles moteurs », il estime qu'il y a dans cette pathogénie des déformations articulaires, un de ces cercles vicieux si connus des cliniciens, qui menace les malades d'infirmités incurables. Quoi qu'il en soit, les formes les plus diverses de déviations se rencontrent dans les articulations. Voici, d'après M. Charcot, pour ce qui concerne les extrémités supérieures, les deux types principaux, avec des dérivés secondaires, auxquels on peut ramener les difformités : ils ont un caractère commun, celui de la *pronation de la main*.

1er *Type*. — Le plus fréquent. Il est caractérisé : 1° par la flexion à angle obtus, droit ou même aigu de la phalangette sur la phalangine; 2° par l'extension de la phalangine sur la phalange; 3° par la flexion de la phalange sur la tête des métacarpiens

1. Trastour, Du traitement du rhumatisme articulaire chronique progressif; sa guérison possible, à quelles conditions? In *Bulletin général de Thérapeutique méd. et chir.*, n° des 15 et 30 décembre 1879.

2. Valtat, Des attitudes vicieuses dans les maladies des articulations, *Revue mensuelle de Méd. et de Chir.*, p. 290, 1879.

3. Dally, *Société de Thérapeutique*, 9 avril 1879. — *Bulletin de Thérapeutique*, p. 428, 15 mai 1879.

et du carpe sur les os de l'avant-bras; 4° dans un grand nombre de cas, il existe une inclinaison en masse de toutes les phalanges vers le bord cubital de la main, puis une déviation, en sens inverse, des phalangines sur les phalanges.

2e *Type.* — Le moins commun. Il est caractérisé : 1° par l'extension de la phalangette sur la phalangine; 2° par la flexion des phalangines sur les phalanges; 3° par l'extension des phalanges sur les métacarpiens; 4° par une flexion plus ou moins prononcée des carpes sur les os de l'avant-bras ; 5° dans certains cas par une déviation en masse des phalanges qui se portent visiblement vers le bord cubital de la main [1].

M. Vidal, qui a fait sur le rhumatisme noueux une étude remarquable, admet, outre ces types de Charcot, un type *rectiligne* dans lequel les doigts sont rigides, mais en demi-flexion totale sur les métacarpiens, et en déviation totale sur le bord cubital.

1. Cette déviation des doigts vers le bord cubital de la main, qui est une des caractéristiques de la maladie, a reçu diverses interprétations étiologiques.

Tandis que pour beaucoup elle est due à la tuméfaction inégale des têtes métacarpiennes, M. le professeur Potain (*Journal de médecine et de chirurgie pratiques*, t. LIX, août 1888) l'attribue au contraire à une action musculaire.

« A l'état normal, dit-il, les lombricaux réagissent contre la déviation produite par la contraction des muscles extenseurs, mais quand les lombricaux sont parésiés, cette action est annulée. » C'est ce qui arrivedans cette forme de rhumatisme; les lombricaux placés au voisinage des articulations enflammées sont intéressés à un certain degré dans le même processus et sont altérés dans leur fonctionnement.

Le pouce de la main, qui jusqu'ici a été passé sous silence, peut aussi être parfois déformé et dévié; l'extrémité du premier métacarpien étant presque toujours tuméfiée, la première phalange se trouve le plus souvent dans la flexion ou dans l'extension.

Le gros orteil est le siège d'une modification importante et des plus communes, par suite du renflement et de la saillie de l'extrémité du premier métatarsien. Cette saillie plus ou moins irrégulièrement arrondie, occupe le bord interne du pied et distend la peau qui est à son niveau amincie, rouge ou recouverte d'un durillon. Elle est généralement désignée sous le nom d'*oignon*[1] et regardée à tort par un certain nombre de chirurgiens comme uniquement produite par l'usage de mauvaises chaussures. Elle se rencontre, en effet, chez des personnes qui n'ont jamais eu à supporter ces inconvénients, ce qui prouve que la chaussure, dans l'espèce, joue tout au plus le rôle de cause occasionnelle. La déviation des phalanges est commune; le pouce tout entier se porte en dehors au point de croiser les autres doigts, mais en général toutes les phalanges suivent le même mouvement.

1. C'est de la même manière que, d'après M. le professeur Potain, il faudrait expliquer cette déformation particulière de l'articulation métatarso-phalangienne. Il arrive, en effet, que lorsque l'articulation a été enflammée, les muscles du voisinage se parésient, et comme cette jointure est une de celles qui fatiguent le plus, la déformation s'accentue très rapidement; c'est secondairement que se produisent les inflammations des bourses séreuses et les diverses altérations qui font de l'*oignon* une affection souvent très sérieuse.

Les déformations du cou du pied sont plus rares; celles des jambes existent dans un assez grand nombre de cas. Lorsque l'altération est symétrique, les genoux sont tantôt écartés (bancal), tantôt rapprochés (cagneux), suivant que les condyles externe ou interne sont le siège d'un accroissement osseux plus considérable que leurs congénères. Les fémurs sont fréquemment dans la rotation en dehors, et le pied, par cela même, se trouve écarté de la ligne médiane; la tête fémorale peut être chassée de la cavité cotyloïde, d'où une luxation plus ou moins complète et une gêne notable dans la marche.

Les déformations de cette variété de rhumatisme se présentent sous deux formes différentes : 1° la forme *atrophique* (Vidal) : c'est une sorte de sclérodermie; 2° la forme *œdémateuse* qui simule l'éléphantiasis, et qui reste limitée souvent aux membres inférieurs.

Mais, quelle que soit la forme, atrophique ou œdémateuse qu'affectent les membres malades, la conséquence est toujours la même : perte des mouvements et infirmité plus ou moins absolue.

La maladie se divise en deux périodes : la première, caractérisée par les douleurs et la phase active des lésions osseuses et articulaires; la deuxième, par l'assoupissement de tous les phénomènes d'acuité et par la création définitive de l'infirmité.

Le rhumatisme noueux comporte également des manifestations ab-articulaires; localisées aux viscères ou au système nerveux, elles produisent ces gastralgies ou ces entéralgies si redoutables par le trouble qu'elles apportent dans la nutrition générale, ou ces névralgies d'autant plus douloureuses qu'elles ajoutent à la somme déjà bien grande des souffrances qu'éprouve le malade.

Signalons également certaines affections de l'appareil respiratoire (asthme, emphysème) et de l'appareil urinaire : néphrite albumineuse (Charcot et Cornil) fréquentes dans le rhumatisme noueux.

Les symptômes d'ordre général consistent dans une anémie, une torpeur musculaire, un affaissement organique, un alanguissement de la nutrition, une véritable déchéance physiologique d'autant plus accusée que l'affection est de date plus ancienne et a plus profondément altéré la constitution. Si l'on remonte aux antécédents héréditaires, le plus souvent on découvre que ces malades sont issus de races tristement privilégiées par la maladie. Le plus grand nombre, en effet, compte parmi ses ascendants des rhumatisants ou des goutteux, des graveleux, des asthmatiques, des migraineux, des hémorrhoïdaires, des herpétiques, quelquefois des scrofuleux, et ainsi se trouve confirmé le caractère diathésique de la maladie.

« Quelquefois, dit Lancereaux, il y a prédominance de ces désordres vers un seul ou plusieurs organes : telle famille, par exemple, se fera remarquer par des localisations cutanées et articulaires; telle autre par des migraines, des hémorrhoïdes;

telle autre par des lésions artérielles, rénales ou cérébrales. Ainsi, dans une famille de ma connaissance, les membres de deux générations, sujets aux migraines et aux hémorrhoïdes, ont disparu à la suite d'hémiplégies idées, soit à une hémorrhagie, soit à un ramollissement de cerveau. Les faits de ce genre sont nombreux, et on ne peut mettre en doute les liens de parenté des affections qui nous occupent; ce sont autant de rejetons d'une même souche, qu'il est impossible de séparer en nosographie. » Parfois aussi, le plus souvent même, ces malades appartiennent aux classes pauvres de la société, ont habité ou habitent encore des lieux malsains; mais, pauvres ou riches, presque tous accusent rapidement la trace profonde que les affections dépressives ont laissée dans leur existence.

Si le rhumatisme noueux ne compromet pas directement les jours du malade, il n'en reste pas moins une maladie terrible et regardée généralement comme incurable. Cette affection peut cependant s'arrêter dans son évolution et quelquefois suivre une marche rétrograde, mais il serait illusoire de compter sur une guérison définitive.

Quelle est la nature de cette maladie? On a beaucoup discuté et il est probable que le champ si vaste des hypothèses est loin d'être clos à ce sujet: il semble toutefois que de plus en plus on élimine cette maladie du cadre des manifestations rhumatismales et qu'on en fasse une affection liée à un trouble de l'innervation trophique.

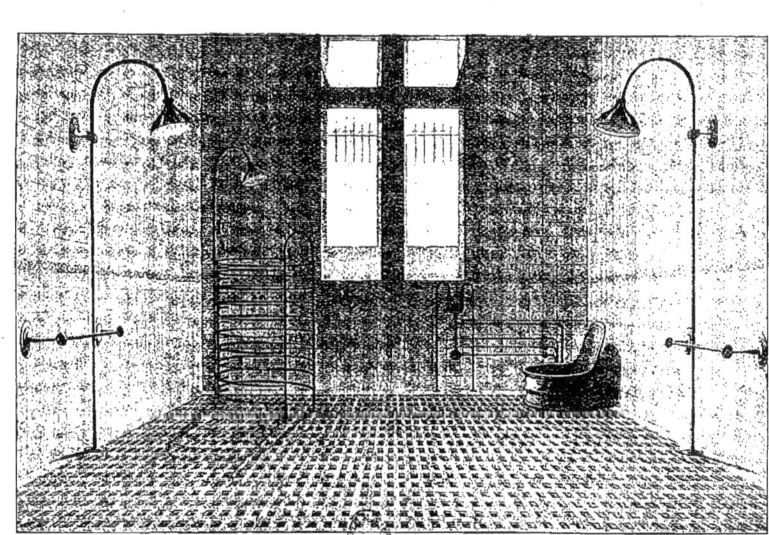

SALLE DE DOUCHES (Vue de face).

Déjà en 1856, Lasègue[1] écrivait : « Aussi bien, le rhumatisme articulaire aigu nous est connu ; si sa nature intime nous échappe, tout au moins nous savons sa marche habituelle, son début ordinaire ; pour le rhumatisme chronique, rien de semblable ; tantôt il semble lié par les affinités les plus certaines au rhumatisme aigu, tantôt (et ce ne sont pas les cas moins nombreux) il ne paraît pas avoir d'autre rapport avec lui que le nom arbitraire qu'on lui a donné. »

L'année suivante, dans sa thèse d'agrégation, Chauffard[2] écrivait « que le rhumatisme articulaire chronique primitif était une des maladies qui ont été le plus mal interprétées. Sa nature a été longtemps méconnue. Aussi le nombre des dénominations qui lui ont été imposées est-il considérable, et plusieurs d'entre elles trahissent l'incertitude dans laquelle étaient les observateurs. Il succède très rarement, ajoute-t-il, à un rhumatisme articulaire aigu : il est, dans la grande majorité des cas, primitivement chronique ».

Pour Fuller[3], la goutte, le rhumatisme et le rhumatisme goutteux n'ont rien de commun : le rhumatisme goutteux se rapporte sans doute à quelque particularité constitutionnelle étroitement liée à une nutrition défectueuse.

1. *Archives générales de Médecine*, t. II, p. 300.
2. *Parallèle de la Goutte et du Rhumatisme*, Thèse d'agrégation, 1857, p. 41.
3. *On rheumatic rhumatic gout, ant sciatica*, London, 1860.

Little[1] différencie, lui aussi, le rhumatisme chronique du rhumatisme et de la goutte.

Garrod[2] soutient cette théorie que, d'après tous les caractères cliniques, la nature de ses lésions, le rhumatisme noueux doit se rapporter à une altération de la constitution et il propose de l'appeler « rhumatoïd arthritis », pour bien faire ressortir qu'elle est indépendante à la fois de la goutte et du rhumatisme.

Dans ses *Leçons sur les maladies par ralentissement de la nutrition*[3], M. le professeur Bouchard émet les idées suivantes : « Le rhumatisme noueux a été distingué à bon droit de la goutte, mais confondu à tort avec le rhumatisme partiel et les nodosités d'Heberden. L'absence d'antécédents rhumatismaux acquis, la rareté de la pleurésie, de l'endocardite, de l'hérédité rhumatismale notée seulement dans un cinquième des cas, sont autant de caractères qui le distinguent du rhumatisme. »

Il se demande si cette maladie singulière n'est pas d'ordre névrotrophique, « et en tout cas, dit-il, elle ne justifie pas ses prétentions au titre de maladie rhumatismale : c'est un faux rhumatisme ».

Dans son *Traité de l'Herpétisme* ainsi que dans ses *Leçons de clinique médicale à la Pitié*, Lancereaux considère le rhumatisme noueux comme une modalité symptomatique du grand processus morbide à

1. *Chronic. rheumatic arthritis. Transact. of path. soc. of London*, 1860.
2. *Leçons recueillies par H. Fremy*, Paris, 1882.

manifestations multiples qu'il étudie et qu'il décrit sous le nom d'Herpétisme ; d'après lui, « le rhumatisme noueux paraît lié à un désordre nerveux, à des troubles de l'innervation sensitive, motrice, vaso-motrice, intervale, de telle sorte qu'il constitue une névrose complexe ».

Dans sa thèse sur *Le Psoriasis et les Arthropathies* (Paris, 1888), Bourdillon, prouvant qu'on ne peut méconnaître les liens étroits qui unissent les arthropathies à la maladie cutanée, émet cette opinion que l'absence de toute cause capable de les expliquer en dehors d'une influence trophique, permet de les rapprocher des arthropathies d'origine nerveuse ou périphérique ou surtout médullaire. D'autres auteurs, et non des moindres, s'élèvent contre cette théorie qui fait de la lésion spinale la lésion primitive et considère les arthropathies et l'amyotrophie comme secondaires. C'est ainsi que Charcot[1] a protesté contre cette manière de voir : pour lui « l'arthropathie est, en réalité, le fait primitif, tandis que l'affection spinale d'où dérive l'amyotrophie n'est que secondaire ».

Et c'est la théorie la plus séduisante, lorsqu'on se rappelle les relations étroites qui existent entre les articulations et la moelle épinière. Les travaux de ces dernières années et particulièrement ceux de Charcot ont bien mis en relief ces relations, en même temps qu'ils en ont précisé la nature et indiqué les conséquences.

1. *Progrès médical*, 24 juin 1882.

Actuellement, il est établi que les affections articulaires peuvent retentir sur la moelle de deux façons différentes : ou elles déterminent une excitation des cellules nerveuses, d'où contraction musculaire consécutive; ou elles occasionneront une dépression des propriétés de ces mêmes cellules, à laquelle se rattache une paralysie amyotrophique. Ces centres trophiques de la moelle n'éprouvent d'ailleurs qu'un trouble purement *adynamique*. Quoi qu'il en soit de ces diverses théories, il semble acquis qu'on doit absolument séparer le rhumatisme articulaire chronique du rhumatisme articulaire aigu. Ce sont deux espèces morbides bien distinctes.

Quel est le pronostic de cette affection?

Pas plus que la goutte, le rhumatisme appelé goutteux ne guérit radicalement : ce sont deux affections qui, enrayées trop tard, deviennent presque fatalement incurables laissant le malade dans une impotence absolue, qui ne saurait disparaître complètement sous l'influence d'une thérapeutique médicamenteuse ou thermale.

Mais si les malades ne peuvent s'en débarrasser complètement, ils ont au moins la ressource de pouvoir arrêter le mal dans son évolution fatalement progressive et envahissante, de pouvoir améliorer leur état général, relever leurs forces affaiblies, atténuer les crises et les rendre moins fréquentes. C'est le but auquel ils doivent tendre, et que l'on vise en général dans les stations thermales.

Promettre la guérison définitive et radicale serait le fait d'un ignorant ou d'un charlatan.

Pour combattre cette affection et lutter avantageusement contre les progrès qu'elle a tendance à faire en envahissant successivement toutes les articulations, le traitement thermal est encore celui qui nous semble le mieux indiqué. Comme l'ont écrit de Niemeyer[1], Gerdy[2], Besnier[3], etc., il est aujourd'hui hors de doute *que les eaux à température élevée, quelle que soit d'ailleurs leur composition chimique, agissent favorablement dans le rhumatisme noueux*, et à ce point de vue nous signalerons tout particulièrement les vertus de nos bains de boues.

Dans une brochure publiée en 1885 dans les *Annales de la Société d'Hydrologie médicale de Paris*[4], nous avons consigné un certain nombre d'observations de rhumatisme noueux traité par nos boues, et parmi les conclusions que nous avons émises, nous rappellerons les suivantes :

Sous l'influence du bain de boues, l'amélioration du rhumatisme noueux est la règle, et cette amélioration paraît porter, non seulement sur les manifestations locales, mais encore sur la diathèse elle-même.

Les résultats obtenus ont toujours été proportionnels à la durée des saisons, à la fréquence de leur répétition et à l'exercice comme adjuvant de la cure thermale.

1. De Niemeyer, *Pathologie interne.*
2. Gerdy, *Étude sur les Eaux minérales d'Uriage*, 1849.
3. Besnier, *Dictionnaire encycl. des Sciences médicales*, Art. RHUMATISME.
4. *Du traitement du rhumatisme noueux par les boues de Dax.*

III. — NODOSITÉS D'HÉBERDEN

Appelée aussi *rhumatisme chronique des phalanges*, et longtemps confondue avec la goutte, cette maladie consiste dans la production de petits nodules durs, du volume d'un petit pois environ, qu'on rencontre au voisinage de la seconde articulation phalangienne; l'extrémité digitale est en même temps un peu déviée et l'articulation est rigide, sans craquements.

Ces saillies, fermes, dures, résistantes, sont constituées par des ostéophytes plus ou moins réguliers, acuminés et adhérents, par des ostéoïdes ou corps étrangers mobiles, quelquefois contenus dans un tendon ou un ligament.

Le début est très obscur. Il y a quelquefois, par accès, de la rougeur, de la chaleur et une légère tuméfaction des parties molles.

Ce rhumatisme n'a pas les complications viscérales inflammatoires du rhumatisme mono-articulaire ou du rhumatisme aigu, et en particulier il n'attaque le cœur que d'une façon très exceptionnelle.

Mais il a des relations presque nécessaires avec d'autres maladies qui sont de la famille des maladies rhumatismales, avec la migraine, la névralgie faciale, la sciatique, le lumbago, etc.

Il a enfin des relations fréquentes avec la goutte, le diabète, l'obésité, la lithiase biliaire, l'asthme et l'eczéma (Bouchard).

Il ne faut pas confondre les nodosités d'Héberden, *qui siègent à la troisième articulation des doigts*, avec les *nodosités de Bouchard*. Ces dernières, en effet, qui semblent appartenir en propre à la dilatation de l'estomac, siègent *au niveau de l'articulation de la phalange avec la phalangine* (comptodactylie).

Elles ont l'apparence d'un renflement qui augmente plus ou moins les dimensions transversales de cette articulation.

Le renflement porte le plus souvent sur l'épiphyse de la phalangine. Quand on palpe l'articulation, on trouve qu'elle est lisse sur toute sa périphérie; aucun noyau induré, aucune incrustation calcaire n'existe au niveau des ligaments. La peau n'a subi aucun changement de couleur ni de consistance; les mouvements sont aussi aisés que dans l'autre articulation du doigt, celle de la phalangine avec la phalangette, et que dans les articulations homologues de personnes qui n'ont point les doigts ainsi noueux.

On voit habituellement chez les sujets qui présentent à un haut degré les déformations signalées par M. Bouchard, les quatre doigts noueux. Mais il n'est pas rare de ne voir que deux ou trois doigts ou même un seul qui soient ainsi déformés. Les plus fréquemment atteints de la déformation à l'état isolé sont l'annulaire et l'auriculaire; puis vient le médius. La nodosité de l'auriculaire s'accompagne assez souvent, et surtout chez les femmes, d'une tendance générale de ce doigt à s'incliner vers l'axe de la main.

On peut voir coexister chez le même sujet les nodosités d'Héberden et celles de Bouchard[1].

Sous l'influence de manuluves de boues longtemps prolongés, la douleur qui accompagne habituellement les nodosités phalangiennes disparaît et très souvent aussi le volume des nodules diminue.

En outre de ces applications locales nous faisons toujours suivre à ces malades un traitement général d'hydrothérapie chaude.

IV. — RHUMATISME CHRONIQUE FIBREUX ARTICULAIRE

Dans cette forme, les douleurs siègent surtout dans les ligaments ou les capsules articulaires. Elles jouent un grand rôle dans la gêne et les raideurs qu'éprouvent les malades.

Le rhumatisme fibreux articulaire se montre rarement isolé; il accompagne presque toujours le rhumatisme articulaire chonique proprement dit.

V. — RHUMATISME CHRONIQUE FIBREUX PÉRI-ARTICULAIRE

Cette variété de rhumatisme chronique a été signalée pour la première fois en 1867, par M. le professeur Jaccoud, dans ses *Leçons cliniques de la Charité*.

Quelques années plus tard, Tedeschini (de Milan),

1. Paul Le Gendre, *Dilatation de l'estomac et fièvre typhoïde. Valeur séméiologique des nodosités de Bouchard*, Paris, 1886.

rapportait une nouvelle observation, et enfin M. le Dr Besnier, dans l'article « Rhumatisme » du *Dictionnaire encyclopédique des sciences médicales*, en retraçait une description complète.

Désignée par lui sous le nom d'*arthro-périarthrite fibreuse*, cette forme de rhumatisme est caractérisée par une phlegmasie chronique des tissus lamineux péri-articulaires qui produit des rétractions, des raideurs, des déviations des jointures. Le signe capital est que, dans ces diverses modifications qui surviennent dans la manière d'être des articulations, *il n'existe aucune altération des extrémités osseuses ou cartilagineuses* : ces déviations, comme le montre l'examen clinique, sont produites par la rétraction des parties fibreuses et aponévrotiques.

Les déformations s'observent surtout aux articulations des extrémités, des mains et des pieds par exemple.

« Le rhumatisme chronique fibreux, dit Besnier, comprend plusieurs variétés qui dépendent soit de son siège, soit de son degré; pouvant atteindre toutes les jointures, on le trouve accentué surtout aux pieds et aux mains, déviant spécialement les doigts qui donnent insertion aux faisceaux des aponévroses plantaire et palmaire, le gros orteil et le pouce étant laissés en dehors; puis au genou et au coude, à l'articulation de l'épaule, amenant ces rétractions et ces pseudo-ankyloses qui sont traditionnellement considérées comme appartenant au domaine de la chirurgie. Quand elles sont localisées aux mains, les déviations sont complexes, mais c'est toujours la flexion des phalanges sur les métacarpiens qui constitue la déformation capitale, combinée avec la déviation en masse vers le bord cubital. Aux pieds, la déviation des quatre derniers doigts vers le bord externe constitue habituellement la déviation principale, les doigts restant parfois rectilignes, comme dans la forme atrophique décrite par M. Vidal. »

Le rhumatisme fibreux est peu douloureux : dans beaucoup de cas, il ne l'est même pas. Cette variété de rhumatisme est d'emblée chronique ou peut survenir à la suite du rhumatisme articulaire aigu. Le traitement de cette affection est le même que celui de la polyarthrite déformante. Bains de boues et douches, auxquels il faudra ajouter du massage et des mouvements communiqués. Les résultats sont d'autant meilleurs que les lésions sont moins anciennes.

VI. — MALADIE DE DUPUYTREN

Si, en parlant du rhumatisme fibreux proprement dit, nous n'avons pas signalé cette maladie, qui semble cependant faire partie de cette variété, c'est qu'elle affecte un type tout à fait particulier et que son étiologie est encore fort obscure.

C'est une affection qui a été décrite pour la première fois par Alibert [1] et à laquelle les célèbres

1. Alibert, *Monographie des dermatoses*, Paris, 1832.

leçons de Dupuytren [1] ont fait donner le nom de l'illustre chirurgien.

Elle est caractérisée par une rétraction successive des tendons fléchisseurs de la main, avec endurcissement calleux de la peau qui les couvre.

L'étiologie de l'affection est des plus controversée : les uns, restant convaincus de sa nature purement locale, traumatique, inflammatoire; les autres, au contraire, ne voyant dans cette maladie que la localisation d'une diathèse (diabète, goutte, saturnisme, syphilis). Il en est enfin qui pensent qu'elle est un trouble trophique. C'est ainsi qu'après avoir passé en revue les cas de maladie de Dupuytren publiés en ces temps derniers dans la littérature, W. Neutra [2] arrive aux conclusions suivantes :

1° La rétraction de l'aponévrose palmaire est un trouble trophique;

2° Toute maladie qui provoque des troubles de nutrition générale peut, lorsqu'elle dure assez longtemps, se compliquer à un moment donné de la maladie de Dupuytren;

3° Au point de vue étiologique, il importe, dans ces cas, de rechercher l'existence d'une affection nerveuse, principalement d'une lésion médullaire donnant lieu à des troubles trophiques, car souvent la rétraction de l'aponévrose palmaire n'est qu'un des symptômes de cette affection.

1. Dupuytren, *Leçons orales de clinique chirurgicale*, 1839.
2. Étiologie de la maladie de Dupuytren (*Wien. klin. Wochenschr.*, 1901, n° 39, p. 207).

Malgré ces divergences, et comme cette affection est le plus souvent la conséquence de la diathèse rhumatismale, nous croyons ne pas devoir la passer sous silence.

Le début, dit Chuffart [1], est en général très lent; et ce n'est que peu à peu que le malade s'aperçoit de l'altération survenue, par suite de l'impotence fonctionnelle qui en est la conséquence. Il n'est pas rare cependant de voir la rétraction s'annoncer par une période prodromique de picotements, de tiraillements, de douleurs. Dans certains cas, la rétraction paraît provoquée par la production d'une petite nodosité sous-cutanée qui s'établit à l'état permanent sous la forme de fibrome douloureux, et la rétraction ne survient qu'ensuite. Il est rare que l'affection envahisse d'emblée plusieurs doigts; presque toujours l'annulaire est pris le premier. La maladie peut rester stationnaire, mais elle ne tarde pas le plus souvent à envahir les doigts voisins, respectant généralement le pouce.

A la période d'état, la rétraction varie, depuis la simple gêne jusqu'à la flexion forcée, les doigts touchant complètement la paume de la main et y laissant l'empreinte des ongles; mais la flexion moyenne est communément observée et les doigts atteints se présentent avec les caractères suivants : la première phalange est fléchie sur la paume de la main, la deuxième phalange est fléchie sur la pre-

1. *Des affections rhumatismales du tissu cellulaire sous-cutané*, Paris, Félix Alcan, 1886.

mière, la troisième phalange reste au contraire en extension par rapport aux deux autres, disposition que les rapports anatomiques expliquent suffisamment à ce niveau; la peau de la face palmaire est sèche, dure, rugueuse, présentant absolument l'aspect d'une cicatrice; elle est adhérente aux parties profondes. Les plis normaux sont effacés et la peau est le plus souvent soulevée par une corde fibreuse faisant une saillie plus ou moins considérable.

Les tendons fléchisseurs des doigts ne sont pas seuls à présenter des modifications de ce genre. On les a également signalées dans le tendon du palmaire grêle (Dupuytren), dans le long palmaire (Noble Smith), dans l'aponévrose antibrachiale.

La marche de l'affection est très variable : tantôt lente, tantôt plus ou moins rapide, on la voit très souvent disparaître à la suite d'un traitement approprié sans intervention chirurgicale.

Ce sont les manuluves de boues et d'une durée prolongée que nous employons dans ce cas; nous y ajoutons toujours l'hydrothérapie chaude générale et locale; nombreux sont les cas de guérison que nous avons enregistrés.

VII. — RHUMATISME CHRONIQUE DES SYNOVIALES TENDINEUSES

A côté de cette forme nous devons mentionner le *rhumatisme chronique des synoviales tendineuses* (synovites chroniques).

Il s'observe surtout aux membres supérieurs, dans les coulisses tendineuses des doigts, et dans les abondantes synoviales qui entourent les poignets. On le rencontre aussi dans la bourse du psoas, au cou de pied, dans la séreuse des extenseurs et des péroniers, au creux poplité.

Ces synovites sont simples ou à grains riziformes. Elles se développent d'une manière insidieuse. En un des points précités, une gaine, une bourse tendineuse s'accuse par une saillie qui tend à s'accroître, et ce gonflement est souvent le seul signe appréciable; aussi, dans les régions profondes, au creux poplité par exemple, c'est le hasard qui fait parfois découvrir l'existence d'un kyste synovial. Cependant, il est des cas où des douleurs sourdes, spontanées, même des poussées aiguës surviennent; certains mouvements exagèrent les souffrances et on constate une attitude vicieuse du segment de membre que meuvent les cordons tendineux, dont la gaine est chroniquement enflammée. Comme dans les synovites du poignet, les doigts et particulièrement l'auriculaire et l'annulaire, sont fléchis; on ne peut les redresser sans provoquer une douleur intolérable.

A ce moment, le kyste a fait des progrès et les tissus qui doublent la synoviale ayant une résistance inégale, certaines de ses parties, plus faibles, se laissent dilater plus que d'autres; la tumeur irrégulièrement bosselée, a un aspect presque caractéristique : sur la face palmaire des doigts, on voit deux ou trois saillies hémisphériques séparées par des brides fibreuses préarticulaires; au poignet, le ligament annulaire du carpe, à peu près inextensible, sépare la saillie palmaire de la saillie antibrachiale et la tumeur a la forme d'un bissac. Dans la gaine des péroniers, la tuméfaction allongée suivant l'axe du membre est au contraire assez régulièrement cylindrique. Dans les tumeurs séreuses du creux poplité, le kyste revêt une forme à peu près arrondie.

La marche des synovites chroniques est des plus lentes; parfois surviennent quelques douleurs spontanées, sourdes, et de peu de durée.

Employées de bonne heure, les boues minérales peuvent produire un effet résolutif. Si l'affection n'est pas traitée au début, les attitudes vicieuses augmenteront jusqu'à la déviation complète [1] et le traitement thermal n'aura alors aucune utilité.

VIII. — RHUMATISME MUSCULAIRE (MYODINIE)

Le rhumatisme peut également se localiser dans les muscles : il porte alors le nom de rhumatisme musculaire. Cette dénomination, consacrée par l'usage, ne nous paraît pas irréprochable, car, lorsqu'on a affaire à une douleur de cette nature, il est difficile de savoir si c'est le muscle seul qui est atteint, et si les tissus vasculaires, nerveux et apo-

1. Reclus, *Pathologie interne*, t. I.

névrotiques de la région ne sont pas également affectés.

« Le symptôme le plus essentiel, et ordinairement l'unique symptôme du rhumatisme musculaire, dit de Niemeyer [1], consiste en douleurs ayant le caractère du tiraillement ou de l'arrachement. Des mouvements exécutés avec les parties atteintes ou des déplacements de leurs fibres exagèrent ces douleurs, tandis qu'une pression unique les modère le plus souvent. Aux douleurs s'ajoute quelquefois l'impossibilité de contracter les muscles malades et de leur faire exécuter les mouvements actifs. La peau qui couvre les parties atteintes de rhumatisme, n'est ni rouge, ni tuméfiée, ni plus chaude que la peau environnante. Le soir, les souffrances s'exaspèrent ; dans la matinée elles diminuent le plus souvent. Le froid et l'humidité ont ordinairement une action fâcheuse, tandis que la chaleur sèche produit de bons effets. Cependant, il arrive quelquefois que la chaleur du lit augmente les douleurs rhumatismales.

« Tantôt le rhumatisme musculaire est vague, c'est-à-dire que les douleurs disparaissent à un endroit pour se montrer à un autre, tantôt il est fixe et reste limité à des muscles, à des aponévroses, etc. »

Comme conséquence de la douleur, il existe une grande gêne dans les mouvements ou même une immobilité des parties malades qui donne lieu souvent à des positions singulières : telle est la position

1. De Niemeyer, *Traité de pathologie interne et de thérapeutique*, t. II.

inclinée de la tête dans le torticolis, la raideur ou la flexion permanente des lombes dans le lumbago. Dans le rhumatisme musculaire chronique, les mouvements sont souvent complètement empêchés dans les muscles douloureux; il y a quelquefois de la contracture dans les membres et une immobilité absolue; au bout d'un certain temps, les membres sont considérablement amaigris, par suite du repos prolongé.

Selon les différences de localisation, on distingue des formes nombreuses de rhumatisme musculaire, dont quelques-unes ont reçu des noms particuliers.

Parmi les principales formes, nous citerons la *pleurodynie*, qui a principalemeut son siège dans le muscle grand pectoral et dans les intercostaux, le *torticolis*, siégeant dans un des sterno-cleido-mastoïdiens. Lorsque les muscles du cou et de la nuque sont affectés (*cervicodynie*), les mouvements de la tête deviennent très douloureux et il se développe une *raideur de la nuque*, phénomène souvent compliqué d'une angine gutturale.

Nous citerons encore l'*omodynie* ou *scapulodynie* (rhumatisme de l'épaule), si fréquente chez les blanchisseuses et les lingères. On le reconnaît à la gêne des mouvements de l'omoplate et du bras, ainsi qu'aux fortes douleurs qu'on fait naître en déplaçant les fibres du trapèze, du grand dorsal, du deltoïde, ou bien quand ce sont les couches profondes des muscles du dos qui sont en souffrance, à l'attitude raide des malades et aux douleurs qu'ils éprouvent en voulant se baisser.

Un rhumatisme qui se distingue par sa violence et par la rapidité souvent surprenante de son développement, c'est le *lumbago*, ou rhumatisme des muscles lombaires et de l'aponévrose dorso-lombaire.

Signalons encore la *deltoïdite* (rhumatisme du deltoïde), la *céphalodynie* ou *rhumatisme épicranien* (de l'occipito-frontal), le rhumatisme *pré-abdominal* (des parois antérieures et latérales de l'abdomen, etc.).

Enfin, tous les muscles des extrémités peuvent être pris de rhumatisme, soit isolément, soit par groupes; ce qui fait que tantôt tel mouvement, tantôt tel autre, devient douloureux ou impossible.

Le rhumatisme musculaire est le triomphe des stations thermales en général où il guérit toujours très vite.

Dans le traitement de cette affection l'usage de nos boues, en bains généraux ou mieux encore en applications locales donne des résultats merveilleux, surtout si concurremment on administre des douches d'eau chaude ou de vapeurs térébenthinées.

IX. — ARTHRITES CHRONIQUES DE LA HANCHE

Nous diviserons les arthrites chroniques de la hanche qui sont susceptibles d'être améliorées par nos ressources thermales, en deux classes : 1° *l'arthrite fongueuse* (*coxalgie*) ; 2° *l'arthrite rhumatismale chronique.*

1° **Arthrite fongueuse ou Coxalgie.** — « Pendant longtemps, toutes les arthrites de la hanche furent confondues sous le nom commun de *Coxalgie.* On appliquait même ce nom à certaines affections de parties situées en dehors de l'articulation, par exemple à la contracture hystérique; et l'on considérait aussi le cancer de l'extrémité supérieure du fémur comme donnant lieu à une coxalgie.

Depuis, on a distingué trois formes de coxalgie : *rhumatismale*, *scrofuleuse*, *hystérique* ou *spasmodique.* Mais cette distinction s'applique surtout aux causes de la coxalgie[1]. »

De nos jours, la signification du mot *coxalgie* est plus restreinte et on admet exclusivement sous ce nom l'affection tuberculeuse de la hanche, caractérisée par la fongosité articulaire, élément constitutif de la tumeur blanche (*coxo-tuberculose* du professeur Lannelongue).

La coxalgie est la *tumeur blanche de l'articulation coxo-fémorale*; telle est l'opinion professée par tous les chirurgiens de notre époque.

Dans bien des cas, l'origine de l'affection est évidemment rhumatismale, et ce n'est qu'au bout d'un certain temps que s'opère la transformation fon-

1. Dr Nicaise, *Diagnostic des maladies de la hanche*, Thèse d'agrégation, 1869.

gueuse : d'où le nom d'arthrite *rhumato-scrofuleuse* que Bouilly propose de donner aux arthrites qui auront présenté cette évolution. Mais, généralement, la coxalgie est une arthropathie scrofuleuse qui débute, ainsi que l'a si magistralement démontré Lannelongue, par une lésion tuberculeuse de l'un des os qui concourent à former l'articulation.

Le traitement de cette affection comporte deux ordres de moyens : les uns s'adressent à l'ensemble de l'économie qu'il s'agit de modifier, tandis que les autres doivent viser l'articulation elle-même.

Nous posons tout d'abord, en principe, qu'une coxalgie *aiguë* ne doit pas être traitée par les eaux minérales. Ce n'est qu'après la disparition des phénomènes inflammatoires que le malade doit être dirigé vers une station thermale. Nous verrons, plus loin, lorsque nous parlerons des indications des eaux de nos salines, que la coxalgie, la coxo-tuberculose, peut trouver à Dax, dans l'emploi des bains salés associés aux bains de boues, une médication des mieux appropriées et des plus salutaires. « Le traitement de la tumeur blanche est trop connu, dit Reclus[1] pour que nous y revenions en détail. Rappelons seulement l'efficacité des bains salés à la mer ou à Salies-de-Béarn, les bains sulfureux de Barèges, les *boues de Dax*, l'hydrothérapie, lorsque l'état des poumons ne s'y oppose pas, » etc., etc.

Dans le cas que nous indiquons plus haut, où

1. *Manuel de Pathologie externe*, par Reclus, Kirmisson, Peyrot et Bouilly, t. I, p. 719.

l'origine de l'affection serait *rhumatismale* et où l'articulation ne serait pas encore envahie par les fongosités, les bains de boues pourront rendre de grands services et aider à la guérison.

2° **Arthrite rhumatismale chronique.** — Mais c'est surtout dans l'*arthrite rhumatismale chronique* que ces bains seront employés avec succès. En effet, que l'affection revête la forme et les caractères de l'*arthrite chronique simple* ou de l'*arthrite chronique ostéophytique*, appelée aussi *morbus coxœ senilis*, *coxarthrocace sénile*, *arthrocace*, le malade retirera toujours un excellent résultat de sa cure.

a. ARTHRITE CHRONIQUE SIMPLE. — Les bains de boues seront très utiles pour combattre la douleur, qui se manifeste le plus souvent au début de l'affection. Ils auront une action non moins salutaire sur la raideur articulaire.

Quant à l'atrophie des muscles de la cuisse, qui accompagne presque toujours la lésion coxo-fémorale, elle sera avantageusement combattue par les douches locales à haute thermalité.

b. ARTHRITE CHRONIQUE OSTÉOPHYTIQUE (*Morbus coxœ senilis*). — Dans cette maladie, nous obtiendrons les mêmes résultats satisfaisants contre les douleurs vagues, passagères, que le malade ressent dans son articulation à la période du début, alors que l'affection est encore à l'état latent.

La gêne des mouvements, l'engourdissement, la rétraction musculaire, l'atrophie musculaire, trouveront dans l'emploi de nos ressources thermales et surtout dans le bain de boues une médication des plus favorables.

Il est bien évident que dans ces deux types pathologiques, le traitement thermal n'aura d'influence ni sur les craquements, ni sur les déformations articulaires, ni sur les attitudes vicieuses, ni sur les productions osseuses. Ce sont là des lésions définitivement acquises que nulle eau thermale, fût-elle des plus minéralisées, ne saurait même atténuer.

Mais le résultat que l'on obtient — et c'est pour cela que nous avons indiqué ces affections comme ressortissant à la thérapeutique de notre station — c'est d'améliorer l'état général du malade, d'enrayer son affection articulaire et d'empêcher, ou du moins de retarder sa marche fatalement progressive.

X. — NÉVRALGIE SCIATIQUE (SES VARIÉTÉS) ET SCOLIOSE SCIATIQUE

Parmi les malades justiciables des ressources thermales de Dax (bains de boues, douches et bains minéraux), ceux qui sont atteints de sciatique occupent le premier rang. Mais si parmi eux, il en est d'heureux qui parviennent à se débarrasser de ce mal douloureux entre tous, il en est d'autres qui, non seulement n'éprouvent aucune amélioration, mais encore ressentent une aggravation de la douleur.

A quoi tient cette différence d'action du traitement? A une seule cause : à la pathogénie différente du mal.

La sciatique, en effet, est loin de constituer une entité morbide reconnaissant toujours la même étiologie, et il est peu d'affections qui soient engendrées par autant de causes différentes. Elle a, en effet, une physionomie propre, présente une évolution particulière, revêt des formes diverses, et à ces divers titres, elle sort des cadres des névralgies banales; elle semble être une maladie distincte relevant d'une altération réelle du nerf.

Déjà, depuis vingt ans de pratique thermale, j'ai vu un grand nombre de sciatiques : j'ai rarement rencontré deux cas identiques : bien plus rarement encore j'ai rencontré les points douloureux, devenus classiques, de Valleix. « Il est, en effet, dit Brissaud [1] souvent difficile de limiter l'affection au tronc et aux branches de distribution du nerf sciatique. Outre les points douloureux qui permettent de la reconnaître et qui répondent aux localisations classiques de la névralgie, il existe très souvent d'autres points douloureux, principalement dans les régions lombaire et périnéale, qui accusent évidemment une extension de la névralgie à certaines branches des plexus lombaire et sacré, indépendante du tronc sciatique. On doit même reconnaître que le plus ordinairement la sciatique n'est pas seule-

1. E. Brissaud, *Archives de neurologie*, n° 55.

ment une névralgie du nerf sciatique proprement dit, mais une névralgie du plexus lombo-sacré. Le nerf sciatique d'ailleurs ne représente qu'une subdivision arbitraire de ce plexus anatomique. Les limites de la névralgie sciatique ne sont donc pas nécessairement les mêmes que les limites de convention du tronc nerveux. En d'autres termes, la *sciatique n'est pas la névralgie d'un nerf, mais la névralgie d'un plexus.* »

Aussi comprendra-t-on qu'il ne saurait y avoir un traitement thermal unique, une seule et même formule balnéaire applicable à tous les cas et que celle-ci doit varier avec telle ou telle forme de névralgie.

L'important et le difficile à la fois est de dépister la cause du mal.

C'est Lasègue qui, le premier, a bien établi la personnalité de la névralgie sciatique et qui a fait ressortir ce qu'elle avait de spécial, d'original même vis-à-vis des autres espèces du groupe névralgie. C'est lui qui a accusé nettement l'existence des deux formes *bénigne* et *maligne*, cette dernière s'accompagnant de troubles trophiques. On a reconnu dans la première de ces formes le type de la névralgie pure et dans la seconde celui de la névrite chronique. Aussi est-il légitime de dénommer, avec Landouzy, celle-là *sciatique-névralgie* et celle-ci *sciatique-névrite*. Il est admissible que l'une relève d'un processus central, médullaire, tandis que l'autre aurait pour substratum principal une altération du nerf lui-

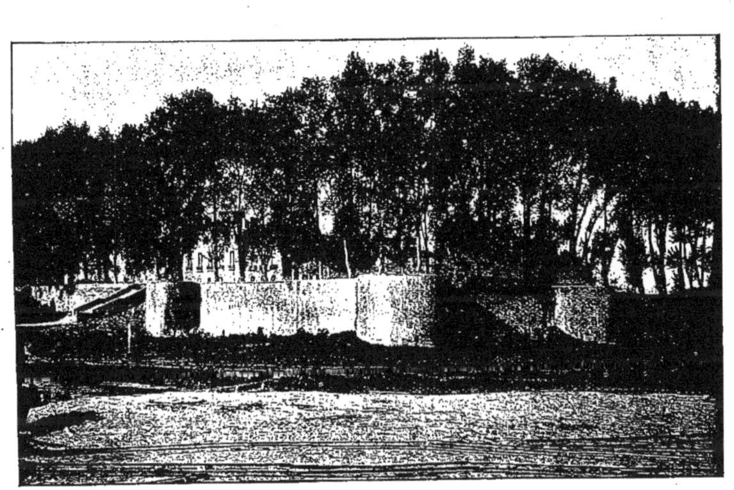

LES REMPARTS GALLO-ROMAINS DE DAX

même : ce n'est là toutefois qu'une hypothèse. Toutefois la classification anatomique de Landouzy ne saurait être exactement superposée à la division clinique de Lasègue, car on voit souvent des sciatiques-névrites affecter une forme bénigne.

Dans la *sciatique-névrite*, le mal débute d'une façon lente et progressive.

La douleur apparaît sourde, légère, naissant en un point du nerf et se propageant lentement à son trajet; elle l'emporte, comme importance, sur les paroxysmes.

Le mal, d'abord léger, s'aggrave, les douleurs deviennent lancinantes, profondes, térébrantes; les malades disent qu'ils *souffrent profondément dans les os.*

A l'exploration, on trouve le nerf sensible, douloureux sur tout son trajet et même quelquefois augmenté de volume. A elle seule, cette douleur *sourde et constante* suffirait à caractériser la sciatique grave : mais le diagnostic est encore étayé par l'apparition des troubles de la sensibilité cutanée, de la motilité, de la nutrition et de la vascularisation locales et par la survenue de l'atrophie musculaire. Cette atrophie offre ceci de particulier *qu'elle se produit très vite et à une époque très rapprochée du début.* Souvent masquée par une hypertrophie de la peau, un développement du tissu cellulo-adipeux (*adipose sous-cutanée* de Landouzy), cette atrophie n'est pas un simple amaigrissement dû à l'immobilité et à l'inertie des masses musculaires. c'est un *véritable trouble de nutrition*, indice d'une altération anatomique du nerf.

Cette forme névritique se caractérise, nous venons de le dire, par d'autres troubles dont voici les principaux. La *sensibilité cutanée* est souvent altérée (zones d'anesthésie plus ou moins étendues, quelques fois de l'hyperesthésie sur le territoire du sciatique), sensation de froid dans toute la jambe, alors que le membre a sa température normale [1]. Comme *troubles de la motilité*, on constate des crampes, des secousses électriques sur le trajet du nerf et de la parésie de tout le membre qui vient s'ajouter à l'atrophie. Enfin les troubles vaso-moteurs sécrétoires et trophiques sont variés : peau sèche, en raison d'une diminution de la sécrétion sudorale locale, épaissie, sclérodermie, apparition de zona, furoncles, pemphigus, œdème, développement exagéré des poils et des ongles, etc.

Dans la *sciatique-névralgie*, le début est brusque; la douleur atteint d'emblée son summum d'intensité. Il y a des élancements, survenant à des intervalles plus ou moins éloignés, pendant lesquels la douleur est obtuse et apparaît même quelquefois pour éclater en un nouveau paroxysme. A la pression, les points de Valleix sont douloureux. Pas de troubles trophiques.

Il est enfin un signe qui ressort principalement à la forme *névralgique* : c'est *l'aplatissement de la fesse malade* dans sa région supérieure et externe, *l'abais-*

1. On note souvent une diminution de la température du membre malade, relativement à celle du membre sain.

sement du pli fessier, et souvent la *production d'un double pli anormal.*

Signalée pour la première fois par M. Bondet (de Lyon), cette déformation a été étudiée par M. Petiot[1] et par M. le docteur Perret (de Lyon) dans ses Leçons cliniques[2].

Ce phénomène est précoce, car on l'observe généralement dès le huitième jour.

Mais comme dans la coxalgie, on peut également observer des modifications morphologiques analogues du côté de la région fessière, il faudra, pour établir le diagnostic différentiel, user de la manœuvre désignée sous le nom de *signe de Lasègue*.

Voici en quoi elle consiste : Le sujet étant couché, on soulève le membre malade en maintenant le genou en extension ; si une douleur vive se fait sentir à la fesse et à la cuisse, il y a sciatique ; la douleur est due à l'élongation du nerf lésé.

La douleur est nulle quand le genou se fléchit en même temps que la cuisse.

Voilà donc deux grandes variétés de sciatiques, à caractères bien tranchés ; l'une, bénigne, *névralgique* ; l'autre, grave, *névritique*.

La première guérira facilement ; la seconde, au contraire, sera souvent d'une ténacité désespérante, et c'est à elle que se rapportent les lignes suivantes écrites par M. le professeur Lasègue.

« Elle résiste aux médicaments les plus efficaces.

1. *Déformation de la région fessière*, Thèse de Lyon, 1886.
2. *Clinique médicale de l'Hôtel-Dieu de Lyon*, avril 1887.

Rhumatismale, elle ne cède pas au traitement du rhumatisme; goutteuse, elle persiste après la guérison supposée de la goutte; dartreuse, elle n'est influencée par aucun dépuratif.

« En un mot, les médications générales essayées sans relâche, ne semblent pas l'atteindre. L'opium n'endort pas la douleur et cependant elle est surtout nocturne; le sulfate de quinine y est sans utilité, et pourtant elle a, sinon des intermittences, du moins des rémittentes évidentes. »

L'anxiété et la souffrance de ces pauvres malades sont telles qu'on en a vu demander l'amputation de la cuisse dans l'espoir de mettre un terme à leurs douleurs. M. Letiévant[1] a signalé deux opérations de ce genre faites dans ce but.

La douleur, en effet, constitue le symptôme fondamental de cette maladie : elle se présente sous la forme *continue* et *paroxystique continue*, elle siège sur le trajet du nerf lui-même : elle est peu aiguë, plutôt sourde et contusive, mais agaçante par sa persistance. Souvent c'est un fourmillement, une brûlure, un tiraillement, ce sont des crampes qui ne laissent pas que d'être fort pénibles. La station assise est pénible, impossible même en raison de la pression que subit le nerf dans cette position. A cela du reste il y a de nombreuses exceptions, car je n'ai jamais rencontré deux malades souffrant de la même façon : tel sera soulagé par le repos dans

1. *Traité des sections nerveuses.*

la position horizontale, tandis que tel autre verra sa douleur exaspérée par la chaleur du lit. Presque tous souffrent de rester immobiles dans la position debout; ils ont besoin de marcher, ce qui semble les soulager, et c'est debout qu'ils prennent en général leurs repas; nous avons souvent remarqué, en effet, que c'est au moment où ils s'asseoient pour se mettre à table que les malades éprouvent un paroxysme. *Paroxystique*, la douleur se localise de préférence aux points de Valleix, sous forme d'élancements d'une extrême violence, d'éclairs qui traversent le nerf de bas en haut, plus rarement de haut en bas; ils se succèdent souvent sous forme d'accès; souvent aussi ils affectent une allure intermittente et se produisent de préférence la nuit.

Énumérons maintenant, en disant un mot de chacune d'elles, les diverses formes de sciatique.

1° **Sciatique à frigore**. — Le froid, et surtout le froid humide, est une des causes les plus fréquentes de la sciatique, et tous les auteurs le mentionnent.

Le diagnostic de cette variété de sciatique sera des plus faciles, car le plus souvent le malade indiquera lui-même la cause de son mal et signalera tout particulièrement le caractère spontané de la douleur, qui s'est produite immédiatement ou quelques heures après l'influence locale du froid.

2° **Sciatique rhumatismale**. — Elle peut affecter l'état aigu et l'état chronique.

Si, le plus souvent, il est aisé de reconnaître le caractère diathésique de l'affection parce que le malade a présenté d'autres manifestations rhumatismales, qu'il a éprouvé des phénomènes articulaires, musculaires, qui se seront amendés devant la localisation nerveuse nouvelle ou qui l'accompagneront, il est des cas où l'investigation étiologique sera plus obscure : c'est lorsque la sciatique apparaît comme première et seule manifestation douloureuse. On s'aidera, dans ce cas particulier, des antécédents personnels ou héréditaires du malade qui pourront éclairer le diagnostic étiologique.

3° **Sciatique goutteuse.** — « Les relations de la goutte avec les douleurs névralgiques, dit Lécorché[1], ont été signalées de tout temps. La plus fréquente des névralgies goutteuses est la sciatique, et le nom de *goutte sciatique* employée par les gens du monde ne fait que consacrer cette manière de voir. »

Garrod, lui aussi, considère cette névralgie comme fréquemment liée à la diathèse goutteuse et il regarde le diagnostic de cette espèce de sciatique comme de la plus haute importance au point de vue du traitement.

Comme la sciatique rhumatismale, elle peut revêtir deux formes : la forme aiguë et la forme chronique, et comme elle aussi, elle offre les mêmes

1. *Traité de la Goutte.*

facilités et les mêmes difficultés de diagnostic étiologique.

Si elle survient pendant le cours d'une attaque aiguë, soit que les phénomènes articulaires précèdent, soit qu'ils suivent la manifestation nerveuse, soit qu'il y ait alternance, le doute ne sera pas possible, et la sciatique relèvera bien de la diathèse goutteuse.

Mais elle peut, d'emblée, survenir chez un individu qui n'aura jamais souffert d'accidents articulaires, et c'est là que gît la difficulté. Il faudra rechercher alors chez le malade d'autres signes de la diathèse urique : migraines, dyspepsie, asthme, obésité, gravelle, etc., etc., et si l'on trouve réunis quelques-uns de ces symptômes, on sera en droit de soupçonner la nature goutteuse du mal.

Dans cette variété de sciatique, la douleur a un caractère d'acuité très prononcé avec des périodes de rémission et d'exacerbation ; les urines sont chargées d'urates. La sciatique goutteuse chronique est plus fréquente que l'aiguë, et son diagnostic est généralement très facile, car elle se développe en général chez des goutteux avérés, graveleux, aux articulations tophacées et qui portent d'une façon très évidente les stigmates de la diathèse urique.

La sciatique chronique donne des douleurs moins intenses que l'aiguë, mais en revanche elles sont bien plus tenaces.

Elles peuvent d'ailleurs s'exaspérer par moments

sous forme de poussées aiguës, et d'après Barthez, contrairement à ce qui se passe habituellement pour les autres manifestations goutteuses, l'accès névralgique serait exaspéré par la survenance d'une attaque de goutte articulaire.

Cette sciatique produit souvent de l'atrophie, de la parésie du membre; c'est une *névrite*. Graves, Garrod, Lécorché pensent, en effet, qu'il y a inflammation du névrilème, développée sous l'influence directe de l'acide urique.

4° **Sciatique syphilitique.** — La sciatique peut être observée à la période secondaire et tertiaire de la syphilis.

« La sciatique, dit M. Fournier[1], n'est pas rare comme symptôme de syphilis secondaire. Si elle paraît moins conséquente qu'elle ne l'est en réalité, c'est que souvent, le plus souvent même, sa véritable cause, son origine diathésique, reste méconnue. »

Les premières manifestations de la sciatique secondaire apparaissent de six mois à un an après le début des accidents primitifs; quelquefois même plus tard encore.

Le plus souvent, il s'agit de syphilis non traitées ou du moins qui ont été incomplètement soignées.

« Au point de vue clinique, ajoute M. Fournier, la sciatique secondaire ne se différencie de la scia-

1. Fournier, *Leçons sur la syphilis, étudiée plus particulièrement chez la femme.*

tique commune par aucun symptôme, pas même par les exacerbations nocturnes qu'on observe dans les névralgies les moins spécifiques. Un détail clinique mérite toutefois d'être relevé. La sciatique secondaire n'affecte presque jamais le nerf dans toute sa distribution. Elle consiste toujours, du moins d'après mon observation personnelle, en une sciatique partielle, lombo-fessière, lombo-crurale, ne descendant guère au delà du genou, moins encore vers l'extrémité du membre. »

Le début de cette sciatique est rarement brusque, subit; le plus souvent, le malade souffre, pendant un temps plus ou moins long, d'un engourdissement dans le membre inférieur, d'une douleur souvent vague qui peut faire croire à un rhumatisme musculaire.

Bientôt ces douleurs deviennent plus vives, continues, avec des paroxysmes suraigus. Les exacerbations sont souvent nocturnes. On devra toujours soupçonner l'origine syphilitique lorsque le malade qui en est atteint présente des accidents actuels syphilitiques.

Il est très probable que la sciatique secondaire est une *névrite virulente* intimement liée à la diathèse dont l'action, dans ce cas, pourrait être comparée à celle du rhumatisme de la blennorrhagie.

Quant à la sciatique qui survient dans le cours des accidents tertiaires, elle est le plus souvent due à une exostose fémorale, à une gomme de la fesse qui compriment le nerf, ou encore à des productions gommeuses qui se développent dans l'intérieur du tronc nerveux.

En tout cas, il est toujours indiqué, dans le cas de sciatique rebelle à toute espèce de traitement, de recourir à une médication spécifique, quoique le diagnostic étiologique ne puisse être parfaitement établi.

5° **Sciatique blennorrhagique.** — C'est encore à M. le professeur Fournier qu'on doit de connaître les relations qui existent entre la sciatique et la blennorrhagie.

Jusqu'en 1868, on croyait que la sciatique survenant pendant le cours d'une blennorrhagie était un simple incident intercurrent, accidentel, sans relation avec l'uréthrite.

Mais à cette époque, dans une note qu'il lut à la Société Médicale des Hôpitaux, M. Fournier établit les relations de cause à effet entre l'affection uréthrale et la sciatique, et il démontra que cette dernière figurait au nombre des manifestations du rhumatisme blennorrhagique dont elle relevait au même titre que les synovites, les arthropathies, les ophthalmies, etc., etc.

Les quatre propositions suivantes furent émises par l'éminent syphilographe.

1° On voit figurer parfois la sciatique au nombre des accidents du rhumatisme blennorrhagique ou uréthral;

2° Il existe des cas où des sciatiques se sont développées, à plusieurs reprises, dans le cours de plusieurs rhumatismes uréthraux consécutifs;

3° Il en est d'autres où, dans une série de rhumatismes de cet ordre, la sciatique a semblé alterner avec des manifestations rhumatismales de même nature, mais de siège différent;

4° Au point de vue symptomatologique, la sciatique qui succède à la blennorrhagie paraît différer, à certains égards, de la sciatique vulgaire.

Lorsque la sciatique apparaît au milieu d'autres manifestations rhumatismales dérivant de l'influence blennorrhagique, lorsqu'elle accompagne une arthrite mono-articulaire, une ophthalmie, et que le malade coule encore, le diagnostic ne saurait comporter de difficultés; mais il sera plus obscur si les phénomènes articulaires faisant défaut, la sciatique existe seule.

Dans ce cas, on s'aidera des commémoratifs; on s'informera si le malade a déjà eu des uréthrites et si en coïncidence avec elles il a présenté des manifestations rhumatismales; on examinera avec soin l'état de son canal, où la présence de la goutte militaire pourrait parfaitement expliquer et entretenir la maladie, et enfin on recherchera si la sciatique ne peut être imputée à aucune autre cause diathésique ou occasionnelle.

6° **Sciatiques variqueuses**. — C'est à M. le docteur Quénu, agrégé à la Faculté de médecine de Paris, que revient le mérite d'avoir le premier appelé l'attention sur les relations de cause à effet entre les varices et la sciatique.

Dans une communication faite à la Société de chirurgie[1], M. Quénu a établi que cette forme de névralgie avait les caractères suivants :

Elle est ascendante et débute généralement par la jambe pour remonter de la cuisse à la fesse.

Elle se produit surtout dans la station debout, disparaît par le repos horizontal et pendant la nuit. Elle est gravative. Enfin, à la pression, on trouve les points douloureux de Valleix.

Quant au rôle occasionnel joué en la circonstance par les varices, M. Quénu pense que consécutivement à la phlébite des veines variqueuses, il se produirait de la périphlébite et de la névrite interstitielle.

M. Verneuil avait attribué la douleur dans ce cas particulier à la compression des nerfs par les veines variqueuses, mais on a objecté que les veines atteintes étaient souvent éloignées des nerfs douloureux.

L'interprétation de M. Quénu reste donc la plus plausible.

7° **Sciatiques doubles.** — Une sciatique double doit inspirer la méfiance, car elle est presque toujours symptomatique d'une affection médullaire ou du diabète.

1. 8 février 1888.

La sciatique double symptomatique du diabète sucré a été signalée et étudiée par M. Worms, en 1879, qui la considère comme un des signes révélateurs de la glycosurie, au même titre que l'anthrax, le prurit préputial, la rétraction de l'aponévrose palmaire, etc.

Lors donc qu'on aura affaire à une sciatique double, il sera avant tout indispensable de rechercher le sucre dans l'urine.

Si celle-ci est normale, on devra porter son investigation du côté du rachis, rechercher de ce côté la cause du mal, s'enquérir des conditions de la miction et de la défécation.

TRAITEMENT THERMAL DE LA SCIATIQUE

Si le diagnostic étiologique de la sciatique offre souvent de grandes difficultés, le traitement de cette affection ne laisse pas d'embarrasser les médecins.

La multiplicité et la variété des diverses médications internes ou externes est la meilleure preuve de leur insuccès habituel et nos confrères connaissent aussi bien que nous le caractère rebelle et obstinément tenace de certaines névralgies qu'aucun traitement ne parvient à améliorer.

Le traitement thermal les guérit-elles toutes? Assurément non, et parmi celles qui ne sauraient bénéficier d'une cure balnéaire, nous devons citer les sciatiques bilatérales, qui relèvent soit d'une affection médullaire soit du diabète. Les premières sont incurables comme la cause qui les produit, les secondes s'amélioreront par le régime seul, de même que les syphilitiques disparaîtront sous l'influence du traitement spécifique.

Quant à celles qui sont engendrées par des varices, la compression par une bande de caoutchouc ou un bas élastique en viendra facilement à bout.

En dehors de ces formes spéciales, la sciatique est traitée dans notre station avec le plus grand succès. Il nous faudrait un ouvrage entier pour relater les guérisons complètes que nous avons obtenues.

De même nous pouvons, en nous appuyant sur les faits, réclamer pour notre station le traitement des *scolioses* spéciales produites par la sciatique et dont nous parlerons tout à l'heure.

Si nous jetons un coup d'œil sur le manuel opératoire usité dans les autres stations thermales, pour le traitement de la sciatique, nous constatons que le mode d'application varie avec chacune d'elles.

Certains médecins sont partisans du chaud exclusivement, d'autres préfèrent les températures modérées, et il en est d'autres enfin qui vantent le froid.

Cette diversité de formules thermales n'a rien qui doive surprendre, car, comme nous l'avons vu, la sciatique est loin de constituer une entité morbide, ayant toujours la même étiologie et justiciable toujours du même traitement.

Autant de sciatiques, autant de traitements différents, serions-nous tenté de dire, car bien souvent une médication qui améliorera celui-ci aggravera le mal d'un autre.

On ne saurait donc, et pour tous les cas, formuler un traitement qui sera nécessairement subordonné à la cause probable ou nettement déterminée de l'affection, à son caractère, à l'état général du malade, à son tempérament, à son âge, aux contre-indications qu'il peut présenter, etc., etc.

Cependant, et ces réserves générales faites, il existe certaines grandes lignes, pour une cure thermale, qu'on devra toujours observer vis-à-vis d'une sciatique.

La névralgie sciatique, soumise à un traitement thermal, subit en général une recrudescence aiguë. Cette exacerbation est presque la règle, et bien peu de malades y échappent. Il est donc utile de les prévenir de l'éventualité de cette crise qui, du reste, n'est que passagère, car elle ne dépasse pas, en général, huit ou dix jours.

Quant au traitement à appliquer, il différera suivant que la sciatique sera aiguë ou chronique, chacune de ces variétés réclamant des procédés différents. — Si le mal est récent, si les douleurs sont vives, paroxystiques, il sera imprudent de débuter par des températures élevées.

A 40° et au delà, un bain de boues soulage presque toujours, par une sorte d'effet anesthésique dû au calorique élevé, les sciatiques les plus aiguës; mais cette sédation n'est que momentanée, et quelques instants après les douleurs acquièrent une intensité beaucoup plus vive. . . . .

Les températures modérées de 35° à 37° s'adaptent parfaitement à ces cas; l'éréthisme tombe, les douleurs deviennent plus supportables, elles perdent leur caractère lancinant. . . . . . .

Au bout de quelques jours, et lorsqu'on aura constaté cette diminution progressive de la souffrance, on pourra essayer de remplacer les procédés sédatifs par des applications révulsives, en élevant la température des bains et des douches.

C'est surtout dans les cas de névralgie-névrite que l'on devra s'appliquer à ne pas ordonner des bains très chauds, qui seront, dans ce cas, le point de départ des crises véritablement suraiguës.

Cette forme réclame des procédés très doux, très prudents, de la sédation en un mot, tandis qu'elle est atrocement exaspérée par des applications brutales et très élevées.

Les mêmes considérations s'appliquent à la douche, dont la température devra être également modérée, du moins pendant un certain temps.

Vis-à-vis d'une sciatique chronique peu douloureuse, alors même qu'une névrite concomitante serait venue compliquer le mal, on sera en droit de se montrer plus hardi, plus audacieux, et d'emblée on pourra soumettre le malade à des bains de boues et à des douches à température élevée, et si une exacerbation survient, elle n'aura ni l'acuité, ni la durée de la sciatique aiguë.

Dans les deux cas, et lorsque les phénomènes douloureux ont diminué d'intensité ou qu'ils ont obstinément résisté pendant un certain temps aux moyens ordinaires, nous nous trouvons très bien de l'association du chaud au froid. Et c'est ainsi qu'après un bain de boues hyperthermal de 40° à 44°, nous faisons administrer une douche à 14°, générale, et que le soir, après une douche chaude, localisée *sans pression* sur la partie malade, nous ordonnons une douche alternative générale.

Cette alternance de deux températures extrêmes réussit souvent à merveille et produit les résultats les plus satisfaisants.

Sous cette influence directe, il se produit un stimulus, un coup de fouet portant non seulement sur le système nerveux général, mais encore sur le plexus atteint, et qui détermine d'heureuses modifications dans le processus morbide dont ce dernier est le siège.

Nous disions, à propos de la douche, que celle-ci devait être donnée *sans pression* et nous insistons sur cette précaution dont l'oubli sera toujours des plus néfastes au malade. Nous en dirons autant de la *localisation* de la douche, qui ne devra être appliquée directement sur le trajet nerveux que dans la variété chronique du mal.

Il ne faut pas croire, en effet, que plus l'action sera directe, meilleur sera le résultat. Bien au contraire, et tout choc, toute percussion, tout contact brutal aggravera la douleur.

La douche, du reste, agit plutôt par son action d'ensemble sur tout le système nerveux que par son effet direct et immédiat sur le nerf douloureux, et s'il nous en fallait une preuve, nous la trouverions dans le procédé usité, en ces cas, par le docteur Lemarchand (du Tréport), qui a publié plusieurs observations intéressantes de sciatiques, guéries par l'application de la douche froide ou alternative sur le *membre sain*.

Pour nous résumer, et comme conclusion de ces considérations, nous dirons que le traitement thermal est subordonné à l'état aigu ou chronique de la sciatique.

Une sciatique, aiguë, névralgie simple ou compliquée de névrite, réclamera la *sédation*. On recherchera cet effet par des bains minéraux prolongés (une heure au moins) et des bains de boues ou des douches à température modérée. Celle-ci sera progressivement et lentement augmentée au fur et à mesure de l'atténuation des phénomènes douloureux.

La sciatique chronique, sans paroxysmes, s'accommodera de procédés thermaux plus actifs et de températures plus élevées, douches et bains hyperthermaux, bains de vapeurs; au bout de quelques jours, douches froides le matin après les bains chauds et douches alternatives le soir.

La durée moyenne de la cure d'une sciatique est de vingt-cinq à trente jours.

8° **Scoliose sciatique.** — Il appartient à M. le

professeur Charcot d'avoir le premier attiré l'attention sur cette conséquence assez fréquente de la sciatique, consistant dans une déviation avec inclinaision latérale du tronc vers le côté sain [1].

Après lui, MM. Ballet et Babinski ont étudié cette déviation rachidienne, et enfin M. le professeur Brissaud en a fait l'objet d'une étude toute spéciale [2]. C'est de son travail que nous nous inspirerons pour parler de cette déformation que nous ne pouvons passer sous silence, puisque notre station la modifie heureusement.

La sciatique, nous l'avons déjà dit, est une affection des plus difficiles à combattre; bien souvent elle n'est pas limitée seulement au trajet classique du nerf sciatique, et la douleur, les points sensibles s'irradient aisément, accusant une extension de la névralgie à « certaines branches du plexus lombaire et sacré indépendantes du tronc sciatique ».

Avec la sciatique, soit névralgie ou névrite, il peut arriver que les muscles ne soient pas atteints par le nerf malade, mais le plus souvent il se produit de véritables contractures douloureuses, dont le champ peut être limité ou étendu comme la douleur elle-même.

L'effet de ces atteintes des muscles est de déterminer soit des *contractions des muscles du côté sain*, soit des *contractures des muscles du côté malade*.

1. *Leçons du Mardi.*
2. Des scolioses dans les névralgies sciatiques, Extrait des *Archives de Neurologie*, n° 55.

Dans les deux cas, il se produit une déviation de la colonne vertébrale dite *scoliose*, ou *courbure latérale* du rachis.

Si la scoliose est produite par la contraction des muscles du côté sain, elle portera justement le nom de *scoliose croisée*, que lui donne le professeur Brissaud; dans ce cas la sciatique est non spasmodique [1].

Si la scoliose provient de la contracture des muscles du côté malade, elle prendra le nom de *scoliose homologue* (Brissaud); elle a été causée par une sciatique spasmodique; celle-ci est plus rare que celle-là.

L'inclinaison du tronc du côté sain dans la sciatique névralgique simple est un phénomène commun à toutes les affections douloureuses des membres inférieurs comme à tous les accidents non douloureux provoquant un raccourcissement des mêmes membres, d'un côté.

Dans la sciatique, le malade en fléchissant sa jambe, la raccourcit forcément, d'où tendance à s'incliner du côté sain.

1. Brissaud donne ce nom de sciatique spasmodique à une forme particulière qui se caractérise par des phénomènes spasmodiques très marquées : exagération du réflexe rotulien, phénomène du pied et contracture des muscles péri-articulaires de la hanche, déterminant une pseudo-ankylose coxo-fémorale. L'état spasmodique du sciatique peut envahir le plexus lombaire, déterminer une contracture des muscles fléchisseurs latéraux du rachis du côté malade, et une incurvation lombaire consécutive à concavité dirigée de ce même côté. C'est donc une *scoliose homologue* (*Traité de Médecine* de Charcot, Bouchard et Brissaud, t. VI).

Dans la scoliose sciatique, comme dans la scoliose proprement dite, la courbure du rachis est plus accusée à la région dorso-lombaire et elle se complique également de l'inflexion de la région cervico-dorsale, qui doit compenser la première courbure pour arriver à redresser l'épaule du côté sain.

Toute scoliose entraîne le rapprochement costo-iliaque, d'où la diminution de l'intervalle qui sépare la crête iliaque du rebord inférieur des côtes.

Quand ce fait s'effectue, le sujet prend l'attitude dite *hanchée*.

Dans la sciatique simple, la courbure entraîne ce rapprochement du côté sain, déviation favorisée en outre par « l'inaction voulue ou instinctive des muscles fessiers et lombaires du côté malade ». Cependant il peut arriver que les muscles soient atteints sans que la déviation rachidienne se produise.

La scoliose croisée, que nous venons de délimiter brièvement, est très persistante, elle se constate même parfois après guérison, et l'attitude vicieuse pourrait devenir alors irréductible.

C'est pourquoi il importe, dès que les symptômes s'en manifestent, de surveiller le cas et d'enrayer l'affection.

Nous verrons plus loin comment nous arrivons à ce résultat.

La scoliose homologue produite par la contracture des muscles du côté malade provoque l'inclinaison de la colonne du côté malade, par suite du spasme des principaux muscles innervés qui font que le bassin et le thorax se rapprochent l'un de l'autre. Il se produit aussi, par suite de l'attitude hanchée, une diminution de l'intervalle costo-iliaque du côté sain, seulement les muscles lombaires contracturés accentuent bien plus encore la diminution semblable du côté malade.

La douleur rend l'attitude debout et la marche impossible, l'équilibre du reste n'existe plus, il ne pourrait se rétablir que si le malade changeait l'inclinaison du corps.

Il convient de noter que même dans les cas de névralgie spasmodique limitée aux muscles du membre inférieur, la scoliose est croisée et non homologue comme dans la sciatique non spasmodique, l'atteinte ne se produisant pas sur les muscles de la région lombaire.

Tous ces cas de scoliose sont éminemment justiciables de Dax, comme la sciatique elle-même de laquelle ils dérivent, mais les boues et les bains ne suffisent pas à les guérir. Conjointement à ce traitement il faut du massage, des mouvements et de la gymnastique appropriée : grâce à ces divers moyens, les douleurs disparaissent en même temps que se redresse la colonne vertébrale.

XI. — LA GOUTTE

Au point de vue du traitement thermal à faire suivre à un arthropathique, il est du plus grand intérêt de savoir si les désordres articulaires sont d'origine rhumatismale ou goutteuse, car, suivant que l'on aura affaire ou à la goutte ou au rhumatisme, la ligne de conduite sera différente.

Nous n'apprendrons rien à nos lecteurs en leur disant que le diagnostic différentiel (surtout en dehors des crises aiguës) est loin d'être facile. Si l'on se trouve en face d'un malade qui a déjà éprouvé plusieurs accès de goutte classique, et que d'autre part on constate chez ce malade tous les syndromes cliniques de la diathèse en puissance, la difficulté tombe et le diagnostic s'impose. Mais, dans la majorité des cas, les choses sont loin de se passer ainsi. L'accès n'est pas nocturne; il n'éclate pas subitement; il y a une fièvre vive et on observe les températures élevées du rhumatisme articulaire aigu. La douleur ne se localise pas au gros orteil et elle est loin d'avoir les caractères que Sydenham lui assignait. Bien au contraire — (et malgré les statistiques qui sembleraient démentir cette observation, nous serions presque tenté de dire le plus souvent) — la douleur envahit successivement les grandes articulations (scapulo-humérale, fémoro-tibiale, etc.), ou plusieurs articulations à la fois et peut alors simuler un rhumatisme articulaire aigu. Très fréquemment aussi, elle se localise dans les bourses séreuses, dans les gaines synoviales des tendons.

Comment, dans ces conditions, établir le diagnostic précis entre la goutte et le rhumatisme articulaire aigu ? Et la difficulté est bien plus grande encore lorsque vous n'avez pas été le témoin de la scène aiguë articulaire et qu'un malade, qui a déjà subi un grand nombre de crises annuelles, se présente à vous avec une arthropathie chronique. On aura bien, pour se faire une opinion, la recherche des antécédents héréditaires et personnels, la narration plus ou moins exacte des conditions dans lesquelles ont évolué les phénomènes douloureux, etc., etc.; mais ces indications seront le plus souvent insuffisantes pour éclairer le médecin sur la véritable nature du mal.

Si le malade raconte que ses crises ont été précédées de longue date par certaines manifestations : migraines, hémorrhoïdes, asthme, coliques néphrétiques ou hépatiques, éruptions eczémateuses, urticaire, dyspepsie, prurit anal, etc., etc.; qu'elles éclataient régulièrement au printemps et à l'automne de chaque année, qu'après chacun de ces accès l'état général devenait meilleur, comme si cet épisode aigu avait joué le rôle d'un émonctoire salutaire. Et si, concurremment, on constate chez ce même malade l'existence de dépôts tophacés, de nodosités uratiques au niveau des cartilages de l'oreille, dans les bourses séreuses sous-cutanées (et surtout l'olécranienne et la prérotulienne), il est évident qu'on sera en droit de diagnostiquer la goutte franche.

Quel devra être, dans ce cas, le traitement thermal à appliquer?

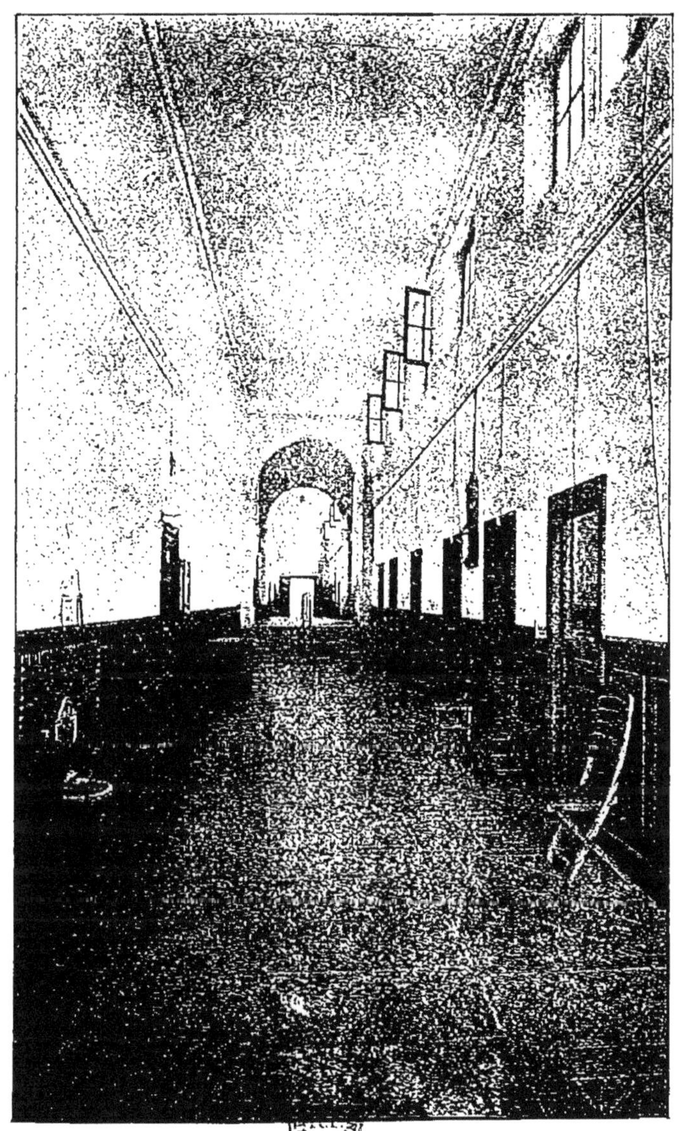

GALERIE DES BAINS DE L'ÉTABLISSEMENT DES BAIGNOTS
(Partie affectée à la deuxième classe).

Déclarons tout d'abord — (après bien d'autres confrères qui exercent dans des stations thermales) — que nous n'avons pas la prétention de guérir la goutte.

Car elle ne se guérit jamais, du moins la goutte héréditaire ou de date ancienne, pas plus à Dax qu'à Vichy, pas plus à Royat qu'à Aix, pas plus avec telle préparation pharmaceutique qu'avec tel vin ou élixir célébré à son de trompe. Et le bon Ovide avait raison lorsqu'il écrivait :

Solvere nodosam nescit medicina podagram
Nec formidatis auxiliatur aquis.

L'observation d'une crise aiguë de goutte conduit à croire que l'attaque est le moyen dont la nature se sert pour débarrasser l'organisme de la maladie; il semble que ce soit un effort critique d'élimination des produits morbides. Et c'est pour cela que les médecins sages proscrivent généralement les médicaments trop actifs et capables de contrarier cette tendance naturelle et qu'ils regardent, non sans raison, tous les remèdes préconisés contre les attaques comme nuisibles aux goutteux qui en font usage.

Or, nous considérons que même en dehors d'un état aigu qui, selon Cullen, doit surtout se traiter par *patience* et *flanelle*, les boues de Dax constituent une médication très énergique capable, à elle seule, de produire très rapidement une crise.

Leur action utile ou nuisible dépend entièrement de la façon dont on les emploie.

Il y a quelques années, ayant eu la bonne fortune de nous rencontrer avec un médecin exerçant auprès d'une station thermale qui reçoit chaque année un grand nombre d'arthritiques, nous vînmes à parler de ce sujet, et notre confrère nous rapporta que les eaux de sa station administrées en bains aux goutteux, produisaient toujours un réveil aigu de la douleur, une véritable crise.

Nous avions nous-mêmes constaté déjà, chez certains de nos malades, un retour tellement aigu des douleurs sous l'influence des bains minéraux ou des bains de boues, qu'ils étaient obligés de s'aliter et d'interrompre leur cure.

L'observation ultérieure nous démontra que c'étaient des *goutteux* qui subissaient cette crise; et l'expérience nous a si bien démontré le fait, que pour nous aujourd'hui, abstraction faite des éléments d'information que nous pouvons recueillir auprès du malade, la façon dont le bain de boues est toléré nous sert souvent de critérium pour le diagnostic de la goutte et du rhumatisme.

Un rhumatisant ordinaire, qu'il soit dans la période de convalescence d'une attaque aiguë récente, ou qu'au contraire il souffre de douleurs anciennes, essentiellement chroniques, pourra prendre une série de bains de boues à température élevée sans voir surgir une crise qui le forcera à suspendre son traitement.

Tout au plus, pourra-t-il éprouver, au début surtout, une légère recrudescence de son mal; mais ce sera là un incident passager et qui ne le forcera pas à s'aliter.

Qu'un goutteux, au contraire — à moins qu'on n'ait affaire à une forme absolument asthénique, torpide, sans réaction inflammatoire — fasse un traitement par les bains de boues, et avant cinq jours il sera fatalement couché sur son lit, en proie aux vives douleurs d'une crise aiguë. Il en est, il est vrai, qui, plus heureux, prennent une série ininterrompue de bains de boues. Mais qu'on les suive après la cure, et on ne tardera pas à apprendre que dès leur retour chez eux ou du moins quelques temps après, ils ont, eux aussi, payé leur douloureux tribut et qu'ils ont subi une crise d'une violence inaccoutumée.

Il ne faudrait pas croire que ce soit la composition spéciale du bain de boues qui doit être incriminée dans l'éclosion hâtive d'une de ces crises aiguës. Comme nous l'avons déjà dit plus haut, le même accident s'observe avec le bain simple ou d'eau minérale; et, bien que notre eau thermale soit très peu minéralisée, nous observons tous les jours que son usage en bains est tout aussi néfaste aux goutteux que le bain de boues.

Nous ne sommes pas le seul à avoir remarqué cette nocuité des bains chez les goutteux, et nous pourrions citer à l'appui de cette manière de voir plusieurs observations analogues faites par des médecins qui exercent dans des stations thermales.

Sans remonter jusqu'à Broussais, qui avait parfaitement reconnu que *rien ne vaut un bain très chaud pour réveiller la goutte endormie*, il nous serait facile de trouver dans la clinique thermale d'aujourd'hui des faits suffisants pour établir le bien fondé de nos observations.

« J'ai vu beaucoup de goutteux, écrit le docteur Cornillon [1], de Vichy, ex-médecin inspecteur adjoint de la station, ne pouvoir supporter l'immersion, quelle que fût la nature du liquide employé.

« A Vichy, il est bien rare qu'un goutteux qui prend des bains d'une façon suivie, parcoure toute sa saison sans ressentir des effets fâcheux, se traduisant, soit sous forme de douleurs vagues, soit sous forme de douleur fixe. Je ne pense pas qu'il faille rendre responsable de ce mécompte les principes minéralisateurs contenus dans nos eaux; c'est le bain lui-même qui me paraît être le grand et seul coupable. »

Dans son étude physiologique et thérapeutique sur les eaux de Bourbonne-les-Bains, M. le docteur Boutarel rapporte que « les malades atteints de goutte atonique peuvent être envoyés à Bourbonne; ils s'exposent, il est vrai, presque à coup sûr, à une poussée aiguë ».

A Contrexéville, les goutteux ne prennent pas de bains : ceux-ci sont proscrits d'une manière presque absolue.

A Néris, M. le docteur de Ranse [2] a très souvent

1. *Clinique thermale de Vichy*, 2e fasc., p. 69, Vichy, 1888.
2. Discussion à propos du travail de M. Grimaud (de Ba-

observé des accès de goutte et des crises aiguës de rhumatisme, manifestement dus à l'excitation déterminée par le bain.

A Aulus, il n'est pas rare, dit le docteur Alricq, que les goutteux voient apparaître, pendant leur traitement, une recrudescence de leurs douleurs et quelquefois un accès de goutte. Les accidents toujours fâcheux ne doivent pas être imputés aux eaux, mais à l'imprudence des malades qui boivent sans règle et sans mesure, se baignent parfois, mangent trop, et n'observent pas les préceptes de l'hygiène, etc., etc.

Aussi, notre confrère défend-il sévèrement l'usage des bains au goutteux.

A Aix-les-Bains, le docteur Blanc déconseille l'usage des eaux aux mêmes malades ; et il va jusqu'à affirmer que si les goutteux ont été soulagés par le traitement de la station, c'est qu'ils étaient rhumatisants.

En face de ces observations faites avec l'emploi d'eaux aussi différentes les unes des autres soit par la température, soit par la minéralisation, on ne saurait mettre en doute que la nature du liquide ne peut être invoquée pour expliquer la crise aiguë.

Et qu'on remarque que dans le choix que nous avons fait des eaux dont l'usage détermine une attaque, nous avons surtout indiqué, à part Vichy, des eaux neutres, indifférentes, des sulfatées calciques

règes) : Du rhumatisme et de la goutte à Barèges, *Annales de la Société d'Hydrologie médicale de Paris*, t. XXVI.

et dont les principes minéralisateurs, aussi faibles que peu abondants, ne sauraient être considérés comme pathogénétiques de la crise.

A plus forte raison, n'évitera-t-on pas celle-ci si au lieu d'agents thermaux anodins, peu riches en sels minéraux, on emploie des eaux puissantes, à base médicamenteuse excitante, telles que les sulfureuses et les chlorurées sodiques. « Supposons, dit le docteur Grimaud [1], un de ces cas de rhumatisme goutteux, à manifestations légères et affaiblies; il trouvera très probablement à nos eaux de Barèges ce soulagement que procure une cure thermale dirigée avec ménagement contre des accidents dont la cause provocatrice est épuisée.

« Mais si le caractère franchement goutteux de l'arthrite ne peut faire de doute, si les crises ont quelque tendance à reparaître de temps à autre, le malade, pour peu que son traitement soit actif, aura les plus grandes chances de voir éclater une explosion caractéristique, soit du côté des reins ou de la vessie. »

Dans tous les cas nous avons l'habitude de proscrire systématiquement les douches, quelles qu'elles soient. « Le rhumatisant, disait très justement M. Constantin Paul, aime la chaleur, recherche les températures élevées et s'en trouve bien : le goutteux, au contraire, les redoute et les fuit. Ce dernier, même en dehors des cas où il se rend auprès

1. *Loc. cit.*

d'une station thermale, réclame une thérapeutique des plus modérées et des plus prudentes, et il se trouve toujours mieux quand on ne l'attaque pas brutalement et qu'on ne procède pas avec des médicaments trop énergiques. Aussi, estimons-nous que dans la direction d'une cure thermale, on ne peut et surtout on ne doit pas formuler d'avance un traitement pour la durée de la saison. Avec un goutteux, il faut vivre au jour le jour, procéder par tâtonnements, exercer une minutieuse surveillance et éviter par-dessus tout un traitement intensif.

Et encore y a-t-il lieu de diviser, à ce point de vue, les goutteux en deux grandes classes : les sthéniques ou éréthiques et les asthéniques ou torpides.

Selon que l'on aura affaire à l'une ou à l'autre de ces formes, la ligne de conduite devra être toute différente.

Prenons le goutteux atonique, torpide, asthénique.

Il n'a pas de crise aiguë violente, comme le goutteux sthénique.

Les accès sont moins douloureux, mais plus prolongés. La douleur est sourde, vague, rarement intense; le gonflement est moins accusé, plus diffus. A la pression, il éprouve une souffrance modérée et les mouvements des articulations atteintes peuvent s'effectuer dans une certaine mesure. L'empâtement et l'œdème péri-articulaires persistent très longtemps après la crise. Il a plutôt des accès subaigus que des crises aiguës.

En outre, après chaque crise, le goutteux chronique perd du terrain. La santé générale s'altère, sa nutrition languit; il se sent affaibli, détérioré, sans vigueur physique ni énergie morale; et à la suite des paroxysmes répétés, il arrive à une impotence presque absolue, due à la profonde altération de ses articulations atteintes de subluxations et d'ankyloses, en même temps que souvent il est sous l'imminence de manifestations viscérales.

Ce sont, en un mot, des malades dont l'état général est mauvais, dont les réactions sont faibles, dont la nutrition languit et qui sont des candidats à la cachexie.

Les goutteux éréthiques ou sthéniques offrent des allures tout à fait différentes.

Robustes, sanguins, ils font en général de la goutte aiguë franche. La douleur de l'accès est spontanée, suraiguë, exquise.

La crise laisse les articulations indemnes; la santé redevient bonne et le plus souvent même elle n'est jamais aussi parfaite qu'après cet épisode qu'on peut considérer comme salutaire à l'économie.

C'est même le plus souvent en état — (apparent du moins) — de parfaite santé, après une de ces crises et pour en prévenir le retour pénible, que le goutteux arrive dans les stations thermales.

Or, en face de ces malades, dont l'un offre les attributs extérieurs d'une santé robuste, tandis que l'autre porte les stigmates d'une détérioration, d'une déchéance constitutionnelle évidentes, la conduite du médecin appelé à diriger la cure devra être la même et se résumera en un mot : *prudence*.

En effet, il est bien rare qu'un goutteux chronique ne soit pas porteur de quelque tare viscérale apparente ou cachée. Il aura de la néphrite interstitielle, de la tendance à la sclérose ou à la stéatose cardiaque, une tension artérielle exagérée, les reins obstrués par des concrétions uratiques, de l'athérome généralisé, etc., etc., phénomènes qui commandent, on le comprend, la plus grande circonspection et la plus grande réserve et qui réclament, sans qu'on insiste sur les raisons, un traitement des plus modérés.

Quant au goutteux sanguin, pléthorique, robuste, et qui se rend auprès d'une station thermale pour empêcher le retour de crises aussi douloureuses que celles qu'il vient de subir, il réclame, lui aussi, une très grande prudence dans la direction de la cure.

Il objectera, il est vrai, une santé parfaite, un très bon fonctionnement de tous les organes, un excellent état général, et dès lors, comprendra difficilement qu'on veuille user de ménagements et prendre de minutieuses précautions.

Il appartient au médecin de ne pas se laisser ébranler par ce raisonnement spécieux et de ne pas se départir un instant de la ligne de conduite qu'il doit observer, dans l'intérêt de son malade.

En admettant que, pendant une cure faite d'une façon intensive et sans les précautions voulues, le malade n'éprouve aucune crise aiguë qui le forcera à s'aliter, il n'y a pas à douter que quelques jours après il ne paie un tribut nouveau et très douloureux à la diathèse qu'on a eu le tort de réveiller intempestivement. Nous disons intempestivement, car bien souvent, chez un goutteux articulaire, on néglige peut-être un peu trop l'état général qu'il y aurait intérêt à modifier, pour s'occuper un peu trop exclusivement des articulations qui ont été le siège du mal et qui éveillent par-dessus tout l'intérêt et l'attention du malade.

En agissant directement sur ces articles et en faisant un traitement local, on risque fort d'attirer vers eux le processus inflammatoire à l'état latent et de déterminer une crise aiguë, par un mécanisme analogue à celui que l'on emploie pour ramener sur une jointure la diathèse qui a envahi un viscère.

La pathogénie de l'affection indique le traitement à appliquer.

Dans ses *Lettres Médicales*, M. Durand-Fardel définit ainsi la goutte : c'est une maladie caractérisée physiologiquement par une anomalie dans l'oxydation des principes azotés contenus dans le sang, et par le dépôt d'urate de soude sur les surfaces articulaires et à l'entour des articulations et dans quelques autres points de l'économie, pathologiquement par des fluxions inflammatoires occupant surtout les petites articulations, très particulièrement celles du pied et tout spécialement celles du gros orteil, fluxions qui se reproduisent à des intervalles plus ou moins rapprochés et qui, quelles que soient leur intensité et leur durée, ne laissent guère d'autres produits pathologiques que des dépôts d'urate de soude.

L'acide urique constitue donc le fonds principal, le *materies morbi* de la goutte.

Mais tandis que les uns considèrent l'insuffisance de son élimination comme la cause première et immédiate de la maladie, les autres, au contraire, attribuent les désordres à son excès de production.

Il nous importe peu de savoir quelle est celle de ces deux théories qui est la vraie, mais ce qui est essentiel, ce qui constitue une indication capitale, c'est de chercher à débarrasser le plus tôt possible l'organisme de ce produit encombrant et nuisible en lui ouvrant des voies d'élimination; ce qui est indispensable, c'est de favoriser et d'activer la combustion de ces matériaux de désassimilation dont la rétention ou l'entraînement lent par les émonctoires naturels sont la cause des accidents goutteux.

Le but à poursuivre est donc de stimuler les sécrétions, d'augmenter les excrétions et d'arriver ainsi à modifier la constitution du malade, à la retourner, à la mettre à neuf.

Or, dans cet ordre d'idées, c'est à la peau qu'il faut tout d'abord s'adresser. La peau, ce grand collecteur de l'économie, constitue une vaste surface d'évaporation et de distillation chargée de l'élimination des produits de la combustion par les glandes sudoripares. Que, sous l'influence d'une cause quelconque, ces fonctions viennent à se ralentir, l'économie va se trouver infestée par l'accumulation anormale d'un trop-plein urique dont elle cherchera à se débarrasser par ses émonctoires naturels, intestins, vessie, poumons, etc. Et si ces organes ne peuvent suffire à la tâche, la nature fera un effort pour l'éliminer quand même par d'autres voies, mais cet effort pourra être aveugle et, partant, se diriger vers des organes qui ne sont pas physiologiquement désignés pour cet office, les viscères par exemple et surtout les articulations.

Or, l'art doit concentrer tous ses moyens pour provoquer l'élimination naturelle, l'épuration par les appareils et les voies physiologiques et respecter les viscères nobles en dérivant le processus vers des appareils d'une organisation inférieure.

Exciter le fonctionnement de la peau, activer la transpiration, augmenter la sécrétion urinaire, agir sur l'intestin, déterminer un véritable drainage de ses vaisseaux et provoquer la congestion du système porte, tel est l'objectif que doit poursuivre le médecin, tout en ne négligeant pas les manifestations locales articulaires.

Dans le but que nous venons d'indiquer, quatre moyens peuvent être employés avec efficacité : ce sont les étuves humides, les bains de boues, les douches et l'eau thermale à l'intérieur.

Les étuves humides offrent à Dax, nous l'avons déjà dit, deux particularités intéressantes à signaler, tant au point de vue de l'installation que de l'origine de la vapeur employée.

En effet, elles sont constituées par des chambres directement établies au-dessus des griffons; et au lieu de recevoir la vapeur forcée d'une machine, le malade est enveloppé par la buée naturelle qui se dégage des sources situées sous ses pieds.

Cette buée thermale est beaucoup plus agréable, plus douce, moins pénible à supporter que la vapeur artificielle, âcre et irritante, et elle ne laisse pas après elle cette sensation de fatigue, d'épuisement et de lassitude générale que l'on éprouve à la suite d'un bain d'étuve pris dans les conditions ordinaires.

Nous n'insisterons pas sur les effets physiologiques bien connus du bain de vapeur, qui se traduisent par une transpiration abondante, une suractivité des sécrétions et de la circulation générale et une forte dérivation vers la périphérie, qui est momentanément le siège d'un surcroît de vitalité.

Il a une action modificatrice générale, *spoliatrice*, et c'est à ce titre que nous l'employons.

Le bain de boues prudemment administré constitue un excellent topique contre les manifestations locales articulaires.

Mais, est-ce le fait de sa grande densité? de son contact immédiat avec les articles malades? peu nous importe la cause réelle. Toujours est-il, et nous le répétons à dessein, qu'*administré tous les jours à un goutteux il ne manquera pas de réveiller une crise aiguë, soit pendant le traitement lui-même, soit quelque temps après.*

Ce fait nous est tellement démontré, que nous le

considérons comme un axiome défiant toute contradiction.

On pourra éviter ce fâcheux inconvénient, si au lieu de l'ordonner quotidiennement, on ne le donne que tous les deux ou trois jours, en faisant prendre aux malades une étuve pendant les jours intercalaires.

Et encore devra-t-on le supprimer tout à fait à la moindre menace de réveil inflammatoire; car si on persistait, la crise ne manquerait pas d'éclater.

Il est une autre précaution à prendre concernant le bain de boues : c'est de ne pas le donner d'emblée à une température élevée. Avec un goutteux, il faut débuter avec 37° ou 38°, le tâter avec cette température et s'il n'y a pas de réaction articulaire, augmenter peu à peu et progressivement pour arriver à 40° et au delà.

La douche peut dans ce cas devenir une arme à deux tranchants si elle est intempestivement appliquée, et elle offre les mêmes inconvénients que le bain de boues.

A un goutteux, elle doit être donnée avec précautions, sans choc, sans percussion, et elle doit plutôt viser une action générale sur l'enveloppe cutanée qu'un effet local des plus aléatoires.

Enfin, pour activer la cure, il est indispensable de faire ingérer aux goutteux de l'eau thermale, dont la dose sera proportionnée à la tolérance des voies digestives.

Nous avons établi plus haut son rôle très important. Outre que par le calorique elle aide à la transpiration cutanée, elle opère un lessivage des reins et de la vessie, fort utile chez des malades qui ont le plus souvent ces organes encombrés de matières uriques.

Si le traitement de la goutte à l'état aigu est toujours sinon précaire, au moins des plus délicats à instituer et des plus aptes à donner les résultats les plus contraires, il convient d'observer que cette maladie doit être surtout traitée non seulement à ses débuts actifs, mais encore et surtout d'une manière prophylactique chez les sujets jeunes et prédisposés.

Il faut reconnaître à la vérité que chez les individus héréditairement candidats, la goutte n'en surviendra pas moins en dépit des mesures préventives; cependant, dans ces cas, on aura encore l'immense avantage de diminuer la gravité des accidents et d'éloigner le retour des crises, tout en modifiant heureusement la diathèse.

Pour le traitement prophylactique de la goutte, après les observances hygiéniques entrent en première ligne les mesures ayant pour but d'entretenir un bon fonctionnement de la peau, ainsi que le séjour dans des climats chauds.

S'il convient de séparer très nettement la goutte du rhumatisme, il faut cependant noter la fréquence des maladies arthritiques proprement dites chez les ascendants des goutteux et chez le goutteux lui-même.

Bouchard a fait à ce sujet un relevé basé sur 33 observations personnelles. Nous résumerons ce travail dans un tableau où, pour la clarté de l'exposé, nous avons rapporté les chiffres à 100.

Ascendants des goutteux.

	Sur 100.	
Obésité	44	fois.
Rhumatisme	25	—
Asthme	19	—
Diabète, eczéma, gravelle	12,5	—
Névralgies, lithiase biliaire, hémorrhoïdes	6	—

Pas d'antécédents héréditaires arthritiques : 12 fois seulement.

Il est facile de comprendre que nos boues minérales, si elles paraissent parfois contraires à l'état aigu de la goutte proprement dite, peuvent cependant agir efficacement sur l'ensemble de l'économie du malade, en allant modifier la tare héréditaire constitutionnelle, *88 fois sur 100* cause originaire du mal.

Ici encore il convient, non seulement de traiter le symptôme : la *goutte*, mais d'abord et surtout le centre évoluant qui a provoqué ce symptôme.

Enfin les attaques répétées de goutte laissent le plus souvent après elles des lésions heureusement traitées dans notre station :

1° La coexistence fréquente du rhumatisme vrai avec la goutte. Certaines inflammations des séreuses, péricardites, etc., seraient attribuées au rhumatisme coexistant ; c'est à celui-ci aussi qu'on doit rattacher les ostéophytes qu'on peut sentir sur les genoux et les doigts de certains goutteux et qui diffèrent absolument des tophus.

2° La tendance des articulations atteintes par la goutte à l'ankylose totale, fibreuse ou osseuse; c'est ici encore que Dax interviendra efficacement.

3° Enfin, bien que jusqu'à présent il ne semble pas que les altérations du système nerveux provoquées par la goutte soient importantes, Schröder van der Kolk a vu pourtant le névrilème des nerfs périphériques envahi par l'urate de soude. Il reste certain du reste que depuis qu'on les étudie attentivement, les *névrites périphériques* sont fréquemment signalées chez les goutteux.

Or, nous traitons efficacement à Dax certaines de ces névrites avec un grand succès.

En résumé, il convient de ne pas écarter les boues de Dax des traitements thermaux appropriés aux goutteux.

Bien au contraire, et dans certains cas soigneusement triés, ils trouveront une grande amélioration dans notre station, à condition toutefois qu'on use avec eux des précautions les plus rigoureuses et les plus soutenues.

Ce faisant, nous pourrons leur apporter amélioration ou guérison des lésions résultantes et modification profonde de la diathèse héréditaire morbide.

XII. — RHUMATISMES CHRONIQUES INFECTIEUX (RHUMATISME BLENNORRHAGIQUE)

On entend sous le nom de rhumatismes *infectieux*, *septiques*, *parasitaires* ou *virulents*, certaines variétés de manifestations articulaires qui surviennent dans le cours de maladies infectieuses, telles que la blennorrhagie, la syphilis, l'érysipèle, etc., etc.

La localisation de ces rhumatismes se fait habituellement sur les grandes articulations. Une seule se prend d'abord, le genou par exemple : puis l'affection se généralisant, les autres articulations sont successivement envahies.

Ce qui les distingue du rhumatisme généralisé, c'est que dans celui-ci les fluxions articulaires disparaissent sans laisser de traces, tandis que dans les arthropathies infectieuses il reste toujours des vestiges de l'affection : ankylose, raideurs ou atrophies musculaires.

D'après F. de Lapersonne[1], il y a cinq degrés dans l'arthropathie infectieuse.

1° De l'arthralgie (fréquente après la scarlatine, l'érysipèle, la blennorrhagie) ; 2° l'hydarthrose (rare) ; 3° la polyarthrite subaiguë, très fréquente : caractérisée par des douleurs peu intenses et du gonflement avec ou sans épanchement ; 4° l'arthrite aiguë

1. Thèse d'agrégation, 1886.

plastique ou suppurée; 5° l'arthrite purulente d'emblée.

Nous n'insisterons pas sur ces diverses manifestations, car elles présentent des caractères spéciaux qui permettront de les différencier des véritables rhumatismes.

Mais nous dirons quelques mots de l'arthrite blennorrhagique que nous voyons très souvent dans la clinique de notre station.

Ce rhumatisme semble avoir une prédilection marquée pour les grandes articulations et notamment pour le genou. Viennent ensuite, par ordre de fréquence, les articulations des poignets, du pied, de l'épaule, de l'articulation sterno-claviculaire, des doigts et des orteils, surtout du tarse et du métatarse.

Il ne se borne pas toujours aux articulations et souvent il affecte les gaines des tendons, celles du poignet par exemple, ou du pied, ou encore très souvent le tendon d'Achille (achillodynie) ou le tendon rotulien.

Enfin il peut se localiser dans les bourses tendineuses ou sur le trajet du sciatique (Fournier), tantôt d'un côté, tantôt dans les deux.

Son début est brusque et signalé par l'apparition de grands phénomènes inflammatoires : gonflement, chaleur intense, douleur extrêmement vive se localisant dans une seule jointure.

Congestif au début, il devient rapidement plastique et donne lieu à des exsudats néo-membraneux qui s'organisent dans l'intérieur de l'articulation, dans l'épaisseur de la synoviale et s'accompagnent de la destruction des cartilages diarthrodiaux.

Il se termine fréquemment par ankylose.

Les opinions émises à son sujet n'ont plus aujourd'hui qu'un intérêt historique, car on sait manifestement à l'heure actuelle que l'arthrite blennorrhagique est d'origine parasitaire, infectieuse, au sens propre du mot.

Ce n'est pas une arthrite liée à l'état de l'urèthre, car on a vu (de Lapersonne en a rapporté des observations) des arthrites succéder à des inoculations de pus blennorrhagique dans des cas de conjonctivite granuleuse.

En dehors de cette arthrite, la blennorrhagie peut déterminer soit de l'arthralgie, caractérisée par des douleurs sans inflammation proprement dite, soit de l'hydarthrose, soit du rhumatisme articulaire.

Dans leur période aiguë, ces diverses manifestations peuvent avoir une certaine apparence de généralisation, mais bientôt elles se localisent à une seule articulation où elles peuvent se fixer d'une manière définitive. On est en présence alors d'un rhumatisme chronique qui présente au plus haut degré les caractères du rhumatisme chronique vrai. Les antécédents, la marche de la maladie, aideront à dépister la nature exacte de l'affection.

D'une façon générale, le traitement du rhumatisme blennorrhagique est celui du rhumatisme chronique simple.

L'usage de la boue minérale, sous forme de bain général ou d'application locale donnera toujours de merveilleux résultats.

Toutefois, dans certains cas, et notamment dans les synovites hydropiques d'origine uréthrale, le bain de boue seul, ou l'application de boue, quelle que soit d'ailleurs sa thermalité, seront insuffisants pour amener la résorption complète de l'épanchement, et il faudra y joindre la douche. Habituellement et après quelques jours de traitement exclusivement chaud : 40° à 42°, nous administrons la douche écossaise qui nous donne toujours d'excellents effets, de même qu'après le bain de boue nous donnons une douche froide.

Chez ces malades l'administration de la douche doit encore être surveillée de très près, car il faut surtout éviter la percussion du jet sur les articles malades. On ne saurait, en effet, trop recommander aux doucheurs de donner la douche *sans la moindre pression, car un choc, même très léger, peut constituer chez eux un acte traumatique dont une poussée aiguë sera la conséquence fatale.*

XIII. — TALALGIE BLENNORRHAGIQUE

Parmi les manifestations les plus fréquentes, parmi celles que nous observons et traitons le plus souvent, une des plus bizarres est la douleur du talon, la *talonalgie* ou *talalgie*.

La talalgie blennorrhagique est une complication

du déclin de la blennorrhagie. Elle ne se déclare guère que lorsque la période aiguë du flux uréthral est passée; le plus souvent même, elle n'apparaît que lorsque l'écoulement, devenu indolore, est presque tari.

a. Pathogénie et Étiologie. — C'est vers la troisième ou quatrième semaine que la douleur du talon commence à se faire sentir au cours d'une blennorrhagie évoluant normalement. Mais la talalgie appartient encore mieux aux blennorrhagies prolongées; par conséquent on la voit surtout dans les cas où des injections auront été pratiquées d'une façon défectueuse, où l'hygiène et le régime auront été mal observés.

Elle est aussi la conséquence de blennorrhagies à répétition, pouvant apparaître, par exemple, après la quatrième ou la cinquième réinfection.

Mais il y a lieu de tenir grand compte aussi de l'aptitude individuelle : certains malades présentent cette complication à l'occasion d'une première blennorrhagie, régulièrement traitée. Chez d'autres, la talalgie revient infailliblement à chaque blennorrhagie comme un phénomène obligatoire du déclin : nous avons observé il y a quelques années un homme d'une quarantaine d'années qui en était à sa quatrième blennorrhagie. Toutes, de la première à la dernière, avaient été suivies de talalgies interminables.

La prédisposition individuelle apparaît en ce fait que la talalgie n'est pas un symptôme isolé. Elle fait partie du complexus d'un rhumatisme ostéo-fibreux. Or, chacun n'est pas apte à réaliser à l'occasion un rhumatisme blennorrhagique.

Seulement, il y a des causes pouvant déterminer des localisations particulières du rhumatisme. La principale ici est la fatigue de la marche ou de la station debout prolongée; la talalgie ne s'observe en effet à peu près exclusivement que chez des hommes. Voisin [1], qui a donné 12 observations de talalgie, n'en cite qu'un seul cas chez la femme, et cette femme était obligée, par sa profession de domestique, de demeurer debout la plupart du temps; en outre elle passait deux journées entières de chaque semaine à frotter l'appartement de ses maîtres.

b. SYMPTOMATOLOGIE. — Dans la talalgie, la douleur du talon n'est pas tout. A l'élément douleur s'ajoutent fréquemment des troubles trophiques, notamment l'hyperostose calcanéenne. Douleurs et phénomènes plus profonds ne se localisent pas exclusivement au talon; le pied tout entier peut être pris (pied plat douloureux, pied blennorrhagique de Fournier), le tendon d'Achille peut être envahi sur une certaine hauteur par un empâtement douloureux (achillodynie).

Il y a lieu de considérer une forme simple et une forme complexe de la talalgie.

1° La *forme simple* est celle qu'on observe chez les jeunes sujets et au cours d'une blennorrhagie

1. Henri-Auguste Voisin, *La talalgie blennorrhagique*, Thèse de Paris, 1899.

récente. A la troisième ou quatrième semaine de la maladie la douleur au talon débute insidieusement; elle est d'abord vague, assez comparable aux sensations pénibles mais sans acuité que les rhumatisants chroniques éprouvent dans leurs articulations aux changements de temps par exemple.

Mais peu à peu la douleur devient extrêmement vive. Le malade ne peut plus poser le pied à terre sous peine d'une véritable torture; il arrive à marcher encore, mais difficilement, sur la pointe du pied ou le bord externe; bientôt la douleur, éclatant très aiguë à chaque mouvement, l'immobilise au lit.

En dehors de la douleur du talon, il n'existe que peu de chose; de l'empâtement péri-calcanéen, avançant plus ou moins en avant sur le pied, remontant plus ou moins en arrière le long du tendon d'Achille. Souvent il n'existe que de la douleur à l'exclusion de tout signe physique.

L'algie se localise à l'insertion du tendon d'Achille sur le calcanéum, sur la face externe de cet os où s'insère le ligament péronéo-calcanéen de l'articulation tibio-tarsienne, enfin au niveau des deux tubérosités de la face plantaire du calcanéum. Pour certains auteurs (Jacquet), les points douloureux correspondant à des insertions tendineuses et ligamenteuses, la talalgie est un élément du rhumatisme ostéo-fibreux blennorrhagique.

D'autres (Duplay)[1] pensent qu'il s'agit plutôt de bursites sous-calcanéennes ou achilliennes.

1. Duplay, Talalgie ou pternalgie, *Presse médicale*, 1896, p. 593.

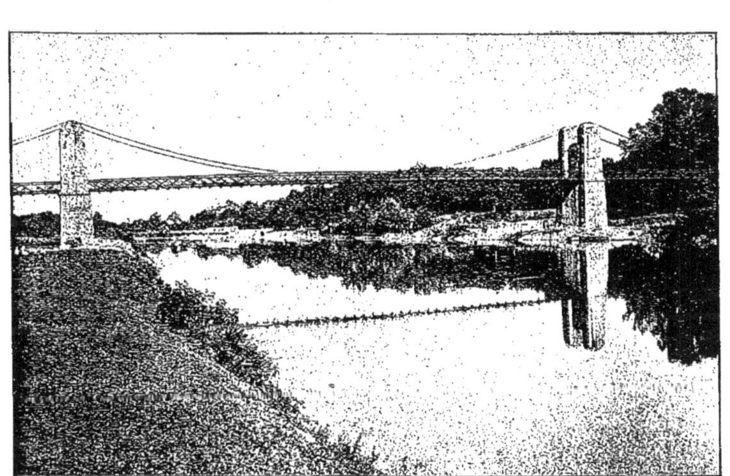

PONT SUSPENDU DE RIVIÈRE (à 10 kilomètres de Dax).

Enfin il peut exister en même temps chez le sujet des névralgies (sciatique), des arthrites blennorrhagiques, des points douloureux sur la 3e lombaire, sur le coccyx, au niveau de l'articulation des os propres du nez avec le cartilage.

Exceptionnellement le développement de la talalgie entraîne un mouvement fébrile.

2° *Talalgie blennorrhagique avec troubles trophiques.* — La talalgie simple guérit le plus souvent, mais elle peut, en vieillissant, passer à la forme complexe. Une deuxième ou troisième atteinte de talalgie peut être la forme grave au lieu d'être la forme simple qu'entraîna la première chaude-pisse. Enfin la talalgie peut être chronique d'emblée.

La douleur semble un peu différente de ce qu'on observe dans la forme simple. Elle est plus profonde, plus persistante; elle peut s'accompagner de coups d'éclairs (Milian) comparables aux douleurs fulgurantes du tabes, mais localisés à la plante du pied.

Les troubles trophiques sont l'élément caractéristique de cette forme. Le calcanéum est augmenté dans tous ses diamètres, ses saillies normales sont effacées, ses dépressions empâtées (calcanéite ossifiante de Jacquet). Au niveau de l'insertion du tendon d'Achille notamment, l'ossification était bien évidente dans le cas autopsié par Jacquet. L'épaississement serait dû au dépôt progressif de tissu osseux jeune à l'insertion des tendons et des ligaments.

Outre l'hyperostose calcanéenne, on peut rencontrer l'affaissement de la voûte plantaire avec épaississement du bord externe du pied. C'est le pied plat douloureux, le pied *blennorrhagique* de Fournier, forme grave, ordinairement accompagnée d'arthropathies variées.

c. NATURE. RELATIONS AVEC LA BLENNORRHAGIE. — La *névralgie du talon* (Després) avait été peu rapprochée de la blennorrhagie par les anciens auteurs. Pour Duplay, la blennorrhagie est la cause à peu près exclusive de la talalgie : il s'agit de bursites gonococciques. Bouvier[1] semble partager cette opinion.

D'ailleurs, dans les arthrites, les synovites tendineuses, dans les périostites, périchondrites, etc., on peut ne pas pouvoir déceler le gonocoque sans que l'origine blennorrhagique soit cependant douteuse[2].

Pour Jacquet, l'infection agit sur le système nerveux.

Les troubles trophiques, hyperostose calcanéenne et pied plat, s'expliquent suffisamment bien par la théorie nerveuse de cet auteur[3].

La blennorrhagie peut d'ailleurs être l'origine de phénomènes douloureux nombreux, de troubles tro-

1. Bouvier, *Contribution à l'étude des troubles paralytiques des membres inférieurs dans la blennorrhagie*, Thèse de Paris, 1899.

2. Marcel Sée, *Le gonocoque*, Thèse de Paris, 1896.

3. Jacquet, Troubles trophiques de la blennorrhagie, *Annales de dermatologie et de syphil.*, 1892, p. 581.

phiques multiples[1] en dehors de l'hyperostose calcanéenne et du pied blennorrhagique (cornes cutanées, etc.). Ces troubles trophiques et des phénomènes nerveux accentués existant dans quelques cas (exagération des réflexes rotuliens, clonus du pied, paraplégie spasmodique) ont pu faire considérer une forme de blennorrhagie avec altérations médullaires au moins fonctionnelles[2].

Jacquet, sans nier la possibilité de l'existence de l'hygroma sous-calcanéen, n'a jamais rencontré la douleur exactement localisée au niveau de la bourse séreuse, mais il a observé la douleur diffuse le long des tendons des muscles et des aponévroses plantaires; elle est ostéo-fibreuse et fibreuse. C'est sur les tubérosités interne et externe, à l'insertion des tendons des muscles moteurs du pied, que se trouve le maximum douloureux.

La disposition de l'hyperostose calcanéenne démontre (Jacquet, Voisin) sa nature nerveuse. L'hyperostose n'est pas uniforme, elle est localisée aux points douloureux, aux attaches des tendons et des ligaments.

d. Marche. — La talalgie blennorrhagique a une marche essentiellement chronique. Elle peut durer des mois, des années, faisant des sujets qui en sont atteints de véritables infirmes.

1. Milian, Forme myélopathique du blenno-rhumatisme, *Presse médicale*, 29 avril 1899.
2. Limasset, *Étude sur une forme myélopathique du blenno-rhumatisme*, Thèse de Paris, 1900.

e. Pronostic. — La forme simple est cependant susceptible de guérir, assez rapidement, et par le repos seul. Mais les cas de ce genre, d'un pronostic bénin tout d'abord, passent si souvent à la forme compliquée de troubles trophiques, qu'il faut toujours envisager cette mauvaise chance non seulement comme possible, mais même comme probable pour peu que l'amélioration spontanée ou aidée par quelques pratiques appropriées tarde à se faire sentir.

Si le malade se soigne insuffisamment et surtout s'il continue à exercer sa profession, le passage à la forme chronique est inévitable. L'hyperostose calcanéenne est irrémédiable, mais, par contre, les douleurs peuvent rétrograder, et avec elle, l'impotence fonctionnelle.

f. Diagnostic. — Le diagnostic de la talalgie est facile à porter; seulement il faut ensuite déterminer l'étiologie, blennorrhagique ou non, de l'accident. On ne doit en effet pas oublier que si la talalgie est presque toujours gonococcique à l'origine, elle peut dépendre de causes locales (tubercule sous-cutané douloureux, néoplasme, etc.), d'autres infections microbiennes, ou de dyscrasies (goutte).

La talalgie est une affection des plus rebelles.

La plupart des malades qui nous arrivent ont déjà épuisé l'arsenal thérapeutique de cette affection.

C'est ainsi qu'après avoir guéri l'uréthrite ils se sont mis au repos, ont souvent abandonné leur profession qui les obligeait à se tenir debout et à marcher, ont reçu des pointes de feu sur la colonne vertébrale et le talon lui-même, ont fait du massage et pris des bains médicamenteux.

Très nombreux sont les succès que nous avons obtenus par l'emploi de l'*immersion prolongée* des pieds douloureux dans la boue thermale.

Comme dans l'arthrite, nous joignons à ce traitement local l'hydrothérapie chaude au début, froide à la fin, toujours avec *légère localisation sur le rachis.*

Pendant la cure, nous conseillons au malade d'observer le plus grand repos possible.

Le caractère rebelle de cette affection est tel que souvent une seule cure ne suffit pas et que, pour se débarrasser de sa douleur, le malade est obligé de la renouveler à quelques mois de distance.

Nous avons rarement observé qu'après un deuxième traitement la guérison ne soit pas complète et définitive.

XIV. — SPONDYLOSE RHIZOMÉLIQUE[1]

Cette affection, décrite par P. Marie[2], est caractérisée par la soudure de toutes les pièces du rachis, accompagnée d'une ankylose plus ou moins complète des articulations de la racine des membres; les petites articulations des extrémités demeurant intactes :

1. Σπόνδυλος (vertèbre), ρίζος (racine), μελος (membre).
2. Pierre-Marie. Sur la spondylose rhizomélique (Société méd. des Hôpitaux), 11 février 1898, *Revue de médecine*, 10 avril 1898.

« Le début, disent E. Feindel et P. Froussard [1] se fait souvent par des douleurs qui siègent dans les membres inférieurs. Puis les douleurs se portent dans la région lombo-sacro-coccygienne.

« Elles sont surtout intenses au niveau du coccyx, au point que le malade ne peut guère demeurer assis. La soudure rachidienne s'effectue en suivant une marche ascendante.

« L'ankylose du rachis dorsal ne semble pas s'accompagner de douleurs comparables à celles qui siègent dans les régions inférieures de la colonne vertébrale.

« L'ankylose des hanches peut se produire en même temps que se soude la portion inférieure du rachis. Elle peut aussi ne se produire que plus tard, en même temps que s'achève, en provoquant des douleurs intenses, la soudure de la colonne cervicale et que les articulations des épaules sont atteintes à un degré variable. Il est à remarquer que la progression de la maladie n'est pas régulière; l'ankylose se fait par étapes et ces étapes sont nettement séparées dans certains cas, moins dans d'autres.

« Toujours les cuisses s'ankylosent en flexion.

« Malgré la présence de douleurs quelquefois d'une intensité extrême, les articulations ne sont ordinairement pas le siège de gonflement ni de rougeur. Il n'y a pas de fièvre. »

Bien que la maladie aboutisse à l'ankylose du

1. Un cas de spondylose rhizomélique (Extrait de la Nouvelle Iconographie de la Salpêtrière).

rachis et à celle des grosses articulations, elle peut cependant, semble-t-il, gagner les petites articulations : c'est l'opinion du professeur Brissaud, qui a observé, avec Albarran, un cas où aucune jointure n'était épargnée.

La raideur de l'attitude est caractéristique chez les malades atteints de spondylose : on est frappé de leur aspect *figé*.

Toute la partie supérieure du tronc est penchée en avant; la face regarde en bas et en avant : la tête, qui semble enfoncée entre les épaules, est immobilisée sur le cou : il persiste seulement de légers mouvements de flexion et d'extension. Pour regarder les objets situés à la hauteur de leurs yeux, ils portent en haut leurs globes oculaires : si le point à voir est plus élevé, ils fléchissent les genoux, renversent en arrière leur corps tout d'une pièce et, pour augmenter l'étendue de la vision en hauteur, ils relèvent leurs paupières en contractant leurs muscles frontaux. Pour la vision latérale, leur corps tourne tout d'une pièce.

Le tronc est penché en avant, le thorax aplati d'avant en arrière, l'abdomen divisé en deux parties, la supérieure plane, l'inférieure globuleuse, faisant saillie au-dessus du pubis.

Comme courbures de la colonne vertébrale, les plus fréquentes sont les suivantes : les vertèbres dorsales inférieures, lombaires et sacrées sont situées dans un même plan vertical : donc, en allant de bas en haut, on a une ligne droite allant jusqu'à la partie moyenne du dos : la colonne dorsale supérieure forme un segment de circonférence à concavité antérieure; enfin la colonne cervicale fait une petite courbure à concavité dirigée en haut et en arrière; la courbure lombaire normale a disparu; en haut ne se détache plus la saillie de la proéminente. En somme, cyphose supérieure à grand rayon,. surmontant le redressement de toute la partie moyenne et inférieure du rachis et surmontée de la petite courbure du cou.

De plus, dans son ensemble, le tronc est incliné à gauche et il existe un certain degré de scoliose. La colonne lombaire montre une première courbure latérale à concavité gauche : au-dessus vient une ligne droite qui va jusqu'à la partie moyenne de la région dorsale et enfin le rachis dorsal supérieur et cervical fait une deuxième courbure à concavité droite.

Les douleurs ne sont jamais spontanées; elles ne se produisent qu'à l'occasion de mouvements. La moindre fatigue, le plus petit faux pas, le plus léger heurt la déterminent immédiatement.

Tout ébranlement de la partie supérieure du corps donne la douleur de reins; tout ébranlement de la tête produit la douleur occipito-atloïdienne.

L'étiologie de cette maladie semble obscure; cependant, dans les cas qu'il nous a été donné d'observer, nous avons presque toujours relevé le rhumatisme comme antécédent morbide.

Les lésions anatomiques sont diverses : exostoses

sur les parties antérieures des corps vertébraux, appréciables par le toucher pharyngien, sur les phalangines; épaississement du sacrum et du coccyx, empâtement du rachis lombaire et cervical.

Il convient de faire le diagnostic avec le *mal de Pott*, le *rhumatisme chronique*, la *cyphose hérédo-traumatique*, les *ankyloses vertébrales*, suites d'arthrites infectieuses, la *myosite ossifiante*.

En somme, aux deux grands faits anatomiques, la calcification des ligaments et la végétation osseuse, semblent devoir être rapportés les deux grands phénomènes cliniques de l'affection : la soudure et les symptômes de compression radiculaire.

La cause certaine reste obscure, nous l'avons dit, mais l'analogie avec le rhumatisme et autres maladies ossifiantes n'est pas douteuse.

Leyden et Goldscheider citent parmi les nombreux traitements de cette affection les *Bains de Boues*.

Il nous est possible de parler pertinemment du fait, car il nous a été donné de traiter plusieurs cas avec succès, et chez lesquels nous sommes du moins arrivé à enrayer le mal.

Comme toujours, nos résultats se jaugent au degré de chronicité des maladies des sujets envoyés,

Dax, n'étant souvent qu'un pis aller, alors que si au contraire, les malades nous arrivaient au début, nous aurions, même dans ces cas si redoutables, des résultats complets de guérison durable.

Nous avons eu à traiter une vingtaine de cas nettement typiques de spondylose rhizomélique et tous les malades ont retiré de l'emploi de nos boues une sérieuse amélioration Toutes les fois le processus d'ankylose a été arrêté dans sa marche envahissante et l'élément douleur a été, sinon totalement vaincu, du moins considérablement atténué. Et les résultats ont été surtout merveilleux chez les malades qui, au traitement thermal proprement dit, ont joint du massage et de la gymnastique raisonnés. Nous considérons ces deux procédés thérapeutiques comme éminemment indispensables au traitement de cette affection. Sans eux, évidemment, on peut soulager un malade, mais on ne saurait les négliger si on veut lutter contre les menaces d'ankylose fatale et contre les attitudes vicieuses qui en sont la conséquence.

Le bain de boue est, dans ce cas, un excellent médicament contre la douleur, mais il ne saurait suffire et il faudra y adjoindre les moyens précités, ainsi que l'électrisation des muscles dorsaux et lombaires. Il faudra surtout faire jouer les articulations et porter ses efforts sur celles qui sont encore mobiles. C'est le vrai, le seul moyen de prévenir leur ankylose.

Le malade protestera, car il souffrira : mais là seulement est sa chance de salut.

XV. — SPONDYLOSE RHUMATISMALE

Dénommée aussi *rhumatisme vertébral chronique*, cette affection semble être une variété de la spondylose rhizomélique de laquelle elle diffère cependant et par la nature des lésions et par le pronostic.

D'après H. Forestier [1], qui a fait de cette maladie une étude très documentée, étude à laquelle nous empruntons ce qui suit, trois ordres de signes sont au premier plan du tableau classique de cette affection.

La *raideur de l'attitude*, la *déformation* et la *rigidité vertébrales* et les *points douloureux* (rachialgie et pseudo-névralgies).

La *raideur de l'attitude* est la même que dans la spondylose rhizomélique. Les malades ont le même aspect *figé*. Mais dans la spondylose rhumatismale ils se tiennent raides et *plutôt droits* au lieu d'être *raides* et *plus ou moins voûtés*.

La *rigidité vertébrale*, que traduit la raideur de l'attitude, est *absolue*, *irréductible* quand elle résulte de la soudure de la colonne comme dans la forme ankylosante : tandis que dans la spondylose rhumatismale elle est *relative* et plus ou moins *réductible* quand elle dépend d'une simple contraction musculaire. Quoique *relative*, *apparente*, la rigidité n'en est pas moins assez considérable pour simuler celle de la forme ankylosante. Mais, caractère essentiel, ici elle *est temporaire* et arrive à résolution complète.

1. De la spondylose rhumatismale ou rhumatisme vertébral chronique, sa forme pseudo-névralgique, par M. Forestier, médecin de l'Hôpital et de l'Asile évangélique, à Aix-les-Bains, *Archives générales de médecine*, 1900.

La *déformation vertébrale* est le résultat des deux altérations des courbures rachidiennes : 1° l'effacement de la cambrure lombaire (fait constant); 2° l'incurvation en avant de la ligne rachidienne; 3° quelquefois de la présence d'exostoses (le plus souvent au niveau des apophyses transverses et articulaires du cou).

Les points douloureux à la pression sont *rachidiens* et *périphériques* (le plus souvent bilatéraux). *Rachidiens*, on les trouve sur la ligne épineuse et sur les parties latérales de la colonne vertébrale, au segment cervical, à la partie inférieure du segment dorsal et au segment lombaire; les *périphériques* se rencontrent sur les parois du thorax et de l'abdomen et au niveau de l'émergence des sciatiques.

Les *douleurs* affectent la forme de la rachialgie. C'est, du reste, le phénomène douloureux initial dans toutes les formes de spondylose. Cette rachialgie est médiane, pas plus accusée d'un côté que de l'autre. Le décubitus dorsal prolongé et les mouvements, la toux, l'éternuement, le rire la réveillent ou l'exagèrent.

Les *pseudo-névralgies* : ce sont des douleurs qui du rachis irradient vers la ceinture et la racine des membres en ceintures, sciatiques, crurales, brachiales; elles sont toujours bilatérales.

Contrairement à la spondylose ankylosante qui est d'une évolution plutôt lente (deux à trois ans), la spondylose rhumatismale s'installe en quelques mois (de six à dix). Le début se fait dans certains cas en même temps que des arthropathies rhumatismales ou blennorrhagiques des membres; d'autres fois la spondylose évolue seule.

Dans la première période et dans les deux formes, les douleurs ouvrent la scène; dans les deux formes aussi surviennent à la suite les douleurs, la rachialgie, les pseudo-névralgies, la raideur de l'attitude et la gêne des mouvements.

A partir de ce moment, l'évolution des deux formes de spondylose se fait différemment.

Dans la rhizomélique, la rigidité se confirme, les douleurs deviennent plus rares et plus faibles, mais le malade reste définitivement ankylosé et plus ou moins voûté.

Dans la rhumatismale, la rigidité vertébrale, les douleurs disparaissent graduellement et la raideur avec elles; les malades recouvrent dans un délai plus ou moins court leur état normal.

Quelle est la nature de cette affection? n'est-elle pas ce que Besnier, Rendu et Faisans ont appelé le *rhumatisme spinal*? C'est là une question de doctrine qui, faute de données anatomo-pathologiques, oblige à faire des hypothèses.

C'est, en tout cas, une affection qui semble bien d'origine rhumatismale, car presque tous les malades qui en sont atteints ont eu des manifestations de rhumatisme ou de goutte.

Comme la rhizomélique, la spondylose rhumatismale est justiciable des boues et eaux de notre station. Sous leur influence la douleur s'atténue, disparaît et la contraction musculaire, cause de la rigidité rachidienne, cède à son tour.

Le résultat sera d'autant plus rapide et plus durable qu'aux bains ou plutôt aux applications de boues, on aura ajouté des douches chaudes, des douches de vapeurs, du massage et des mouvements communiqués.

XVI. — PÉRIARTHRITE DE L'ÉPAULE

Nous voyons très souvent cette affection dans notre clinique thermale. La plupart des cas que nous avons observés étaient subaigus, à *forme sèche* ou *plastique* et presque tous chez des femmes. L'origine rhumatismale ne pouvait être mise en doute, aucun des cas ne fut la suite de traumatisme.

La périarthrite de l'épaule se caractérise : 1° par des douleurs ou spontanées ou provoquées par les mouvements et la pression en certains points déterminés; 2° par de la crépitation; 3° par de la gêne des mouvements.

1° **Douleurs.** — Elles existent parfois au repos : sourdes, elles s'exaspèrent surtout la nuit et troublent le sommeil des malades.

Le mouvement les provoque. « Dans l'abduction, par exemple, il n'y a d'abord qu'une sensation de gêne, puis une douleur aiguë surtout si, pendant que s'opère le mouvement, on cherche à immobiliser l'omoplate. Son siège est généralement rapporté un peu au-dessous de l'acromion. » (Duplay.)

A la pression, on détermine de la douleur :

a. Un peu au-dessous du bord externe de l'acromion.

b. Quelquefois au niveau de l'apophyse coracoïde, et, dans ce cas, la douleur est exagérée par les mouvements d'extension de l'avant-bras.

c. On détermine constamment de la douleur en prenant entre le pouce et l'index, près de ses attaches inférieures, le corps charnu du deltoïde.

2° **Crépitation**. — Phénomène presque constant et caractéristique.

3° **Gêne des mouvements**. — « Tous les mouvements sont gravement compromis et s'ils paraissent quelquefois à peu près conservés, cela tient aux conditions toutes spéciales des articulations de l'épaule qui permettent à l'omoplate de suivre les mouvements de l'humérus. » (Duplay.)

Aussi, pour bien se rendre compte des troubles articulaires, faut-il examiner le malade nu jusqu'à la ceinture et comparer les mouvements des deux bras. Et voici ce qu'on constate.

Tandis que du côté sain, dans le mouvement d'abduction, l'humérus peut atteindre la position horizontale sans que l'omoplate se soit notablement déplacé, du côté malade l'angle extérieur du scapulum se porte en dehors en même temps que le bras qui ne peut faire avec le tronc un angle supérieur à 30° ou 45°. La pointe de l'omoplate se déplace aussi et se porte en dehors où elle devient saillante sous la peau. En un mot, les mouvements ne se passent pas dans l'articulation scapulo-humérale, mais aux dépens du scapulum qui se meut avec le bras. Porte-t-on le bras sur la tête et l'abandonne-t-on à son propre poids, il retombe par un mouvement inverse à celui qu'on lui a fait subir et la douleur et le craquement se produisent avec force au moment où il atteint la ligne perpendiculaire à l'axe du tronc.

Les autres mouvements, extension, rotation, circumduction sont impossibles ou très limités.

Comme troubles trophiques constants, nous avons noté de l'atrophie des muscles deltoïde, sus et sous-épineux. Le moignon de l'épaule est aplati, l'épaule abaissée, et les régions sus et sous-épineuses sont excavées. Très souvent, il y a névrite du circonflexe.

La périarthrite scapulo-humérale n'a aucune tendance à la guérison spontanée et si elle n'est pas traitée à temps elle peut déterminer une raideur articulaire définitive qui constituera une infirmité. Notre traitement n'aura aucun effet utile sur la raideur articulaire. Mais, si d'une part il favorise la résorption de l'exsudat plastique, il sera d'autre part tout-puissant contre l'élément douleur.

Aux applications locales de boues sur l'épaule et le membre supérieur, aux douches de vapeur, aux douches chaudes, il est de toute nécessité d'adjoindre la gymnastique de l'articulation et surtout le massage, qui est un moyen d'une grande puissance.

L'électricité faradique sera un adjuvant précieux pour réveiller la contractilité musculaire et combattre l'atrophie.

A nos malades nous communiquons des mouvements avant la douche et nous suivons la méthode dont notre très distingué confrère et ami, le docteur Berne (de Paris) a donné communication à la Société de Médecine de Paris. Il va sans dire que dans les cas de périarthrite chronique arrivée à la phase ultime, le traitement thermal ne saurait produire aucun effet : c'est alors la rupture des adhérences sous le chloroforme qui s'impose.

XVII. — HYDARTHROSE

On peut diviser les causes de l'hydarthrose en externes et internes.

Les causes externes sont excessivement variables ; elles peuvent reconnaître soit l'action du froid, soit une luxation de l'articulation, la présence d'un corps étranger dans la jointure, mais surtout les traumatismes. Ce traumatisme aura d'autant plus de chance d'y provoquer un épanchement qu'il se sera produit chez un sujet affecté d'une diathèse quelconque, faisant de tout son organisme un *locus minoris resistentiæ*.

La principale des causes internes est le rhumatisme.

Le rhumatisme a une affection particulière pour les grandes articulations, ce qui explique la fréquence de l'envahissement du genou.

Tantôt l'hydarthrose évolue d'une façon aiguë; l'épanchement se fait rapidement et disparaît de même : d'autres fois, au contraire, la collection s'établit lentement, d'une manière insidieuse; elle offre alors un caractère des plus rebelles.

Ce sont ces cas que nous réclamons pour Dax; sous l'influence d'applications de boues d'une longue durée et de douches écossaises locales, nous obtenons la résolution de l'épanchement.

XVIII. — SCLÉRODERMIE

A quelques années de distance, nous avons eu l'occasion de soigner, par l'usage de nos boues minérales, trois cas de sclérodermie. Un de ces cas a fait l'objet d'une communication au IVe congrès français de médecine de Montpellier[1]. Il s'agissait d'une sclérodermie généralisée qui, après une longue série de bains de boues et de douches chaudes, éprouva une amélioration des plus notables.

Le succès obtenu dans les deux autres cas nous autorise à dire que Dax peut rendre de grands services dans cette affection.

1. *Un cas de sclérodermie très amélioré par les boues minérales de Dax*, par les docteurs Ch. Lavielle, E. Bourretère, P. Labatut.

CONTRE-INDICATIONS DES BOUES DE DAX

Ce sont les suivantes :

Le rhumatisme en période aiguë, le mal de Bright, la scrofulo-tuberculose, l'hémiplégie, la tendance aux congestions, la grossesse, la chloro-anémie, la phlébite, la goutte articulaire aiguë, les cardiopathies avec asystolie, l'artério-sclérose confirmée, les fibromes utérins hémorrhagiques, l'épilepsie, l'hystérie et l'âge avancé des malades.

Quant aux cardiopathies, elles ne constituent pas, comme nous le verrons plus loin, une contre-indication à l'usage des bains de boues, à la condition que les cardiaques n'abordent que des températures modérées et progressivement élevées, et que le myocarde soit en bon état.

VI

La Poussée thermale.

Les Eaux et Boues de Dax ont, comme du reste la plupart des eaux minérales, deux sortes d'actions : 1° une action *immédiate*; 2° une action *éloignée.*

1° **Action immédiate.** — L'action immédiate comprend deux phases : l'une d'excitation, l'autre de sédation.

La période d'excitation, très fréquente à Dax, où elle est même presque la règle, suit généralement les premières applications thermales, surtout les premiers bains de boues, et porte le nom de *poussée.*

Cette poussée consiste habituellement dans l'exagération et l'aggravation des symptômes morbides. Ainsi que nous l'avons dit en parlant des effets généraux des bains de boues, elle est caractérisée par de l'excitation; les douleurs se réveillent, sont augmentées; le malade éprouve la sensation de fatigue et de brisement des membres; il y a perte d'appétit et de sommeil, quelquefois constipation, congestion hémorrhoïdale, fièvre, agitation. L'urine est rare, colorée. On observe également des vertiges, de l'agacement général, de l'hyperesthésie. On peut aussi voir apparaître des éruptions diverses (érythème, urticaire, etc.).

Tous les sujets peuvent en être atteints, mais principalement les névropathes et souvent aussi les gens à tempérament sanguin.

La poussée est un phénomène de réaction générale, très souvent un résultat de l'excitation locale cutanée. Elle est de courte durée. Bientôt, en effet, les douleurs diminuent d'intensité, la tuméfaction disparaît, les mouvements deviennent plus faciles et tout rentre dans l'ordre.

Cette poussée thermale doit être généralement considérée comme d'un bon augure, et comme un premier pas vers la guérison, car, après bien d'autres, nous avons remarqué que les rhumatisants chroniques dont les douleurs ne sont pas réveillées par le traitement hydro-minéral ne retirent qu'une légère amélioration immédiate ou consécutive de l'emploi des eaux thermales.

La poussée thermale qui, d'ordinaire, se produit du quatrième au dixième jour (crise *thérapique de Peyrot*), peut ne survenir que tardivement, vers la fin du traitement ou même après la saison (crise *athérapique* ou *post-thermale*).

Autrefois, les médecins cherchaient à la provoquer. Aujourd'hui, au contraire, on l'évite autant que possible et quand elle se montre, on en vient à bout par une interruption de quelques jours dans le traitement.

Il ne faut pas confondre cette poussée de *bon augure*, *utile*, qui est le prélude d'une amélioration consécutive, avec cette autre poussée *nuisible* due ou à un traitement intempestif, intensif, exagéré, ou à ce fait que les eaux sont contre-indiquées. Dans ce dernier cas, malgré une interruption, la crise persiste, et il est de toute nécessité de cesser le traitement pour éviter les accidents fâcheux qui pourraient se produire.

A la poussée habituelle de *bon augure* succède la période de sédation caractérisée par l'amendement des symptômes morbides, la disparition des douleurs, par le retour du mouvement et l'amélioration de l'état général.

2° **Action éloignée**. — Outre ses effets immédiats, notre traitement en produit d'autres qui les suivent à des intervalles plus ou moins éloignés. C'est ainsi qu'on voit tous les jours les bons résultats du traitement se montrer plusieurs semaines ou plusieurs mois après la cure. Aussi, nous dirons qu'il est impossible, en médecine thermale, de prendre une bonne observation sans la constatation de ces effets consécutifs éloignés.

On fera bien de prévenir le malade de la possibilité de cette action tardive des eaux.

DU PRÉTENDU DANGER DE FAIRE UNE CURE A DAX

Il est un préjugé que des gens ignorants ou intéressés à discréditer notre station se font un plaisir de propager, dans un but qu'il n'est que trop facile de deviner.

Ce préjugé le voici : « Les eaux et les boues de Dax ayant une température très élevée, constituent un traitement trop énergique, très dangereux, et de nature à provoquer des congestions mortelles. »

Il est bien évident que, si sans tenir compte de la nature du malade, de son tempérament, de l'état de ses organes splanchniques, de son impressionnabilité, du caractère de ses douleurs, de ses forces, de son âge, etc., etc., on voulait soumettre tous les malades qui arrivent dans la station au bain de boues hyperthermal, et faire de cet agent une *selle à tous chevaux*, on aurait à enregistrer plus d'un mécompte.

Mais outre que ce traitement n'est pas irrévocablement prescrit à tous les baigneurs, il est avec le bain de boues des accommodements; et puisque dans certaines piscines la température atteint 48° à 50° centigrades, on comprendra aisément que rien n'est plus facile que de diminuer ce calorique : *Qui peut le plus, peut le moins*, dit l'adage, et par des artifices très simples on peut obtenir et on obtient les degrés de température qu'on désire.

Mais, est-ce ue ce même danger ne se retrouve

pas dans toutes les stations thermales? Croit-on que l'eau de Vichy soit un médicament anodin, et qu'un malade en traitement dans cette station puisse en faire l'usage qui conviendra à ses goûts et à son caprice? S'imagine-t-on que les eaux sulfureuses de Cauterets, d'Eaux-Bonnes puissent être ingérées à haute dose sans inconvénients pour le malade imprudent ou ignorant qui voudrait en faire abus? Ignore-t-on que les eaux chlorurées-sodiques fortes doivent être maniées avec prudence et que leur emploi intempestif, en bains de trop forte saturation, peut occasionner de graves accidents? Et lorsqu'il est trop prolongé ou pris malgré des contre-indications formelles, le bain de mer lui-même n'est-il pas suivi souvent de fâcheux inconvénients?

Nous pourrions, à notre aise, multiplier les exemples qui prouveraient que dans toutes les stations thermales, le traitement, tant interne qu'externe, peut être nuisible aux malades lorsqu'il est mal dirigé, ou lorsque le baigneur veut s'affranchir des conseils du médecin.

En conclure à la nocuité des pratiques thermales serait aussi logique que de se déclarer hostile à l'emploi de l'opium, parce que ce médicament, pris à haute dose, peut provoquer l'intoxication et la mort.

Nous n'insisterons donc pas sur ce sujet, et aux personnes qui croient ou qui feignent de croire aux dangers résultant de l'emploi de nos bains hyper-

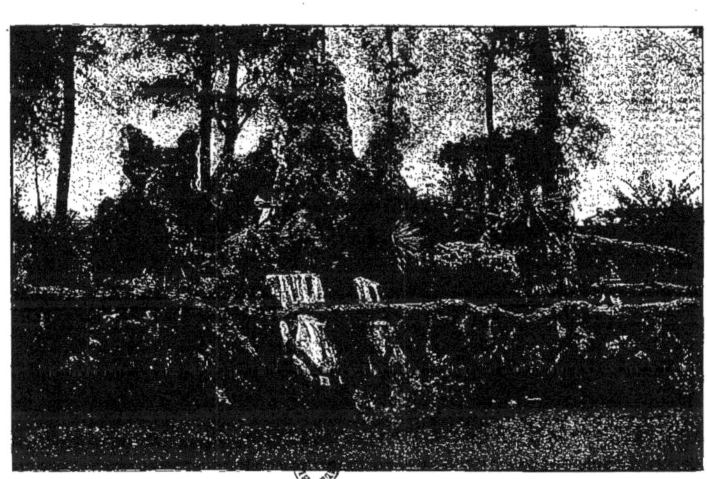

GRAND GEYSER DE L'ÉTABLISSEMENT THERMAL DES BAIGNOTS

thermaux, nous répéterons ce que répondait M. Bertrand à ceux qui reprochaient aux eaux du Mont-Dore leur activité trop grande dans les maladies de poitrine.

« Tout remède sans énergie est un remède sans vertu. Qu'attendre d'une eau minérale qui n'en a point? Là où elle existe, au contraire, rien de plus facile que de la maîtriser et de la graduer au gré des indications. C'est la tâche des médecins. A quoi bon leurs conseils si, à chaque établissement thermal, sans plus de façon, il n'y avait qu'à se traiter de la même manière, comme on y arrive par le même chemin [1]? »

1. *Des recherches sur les propriétés physiques, chimiques et médicales des eaux du Mont-Dore.*

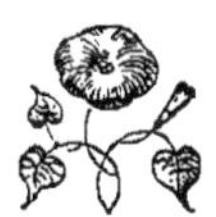

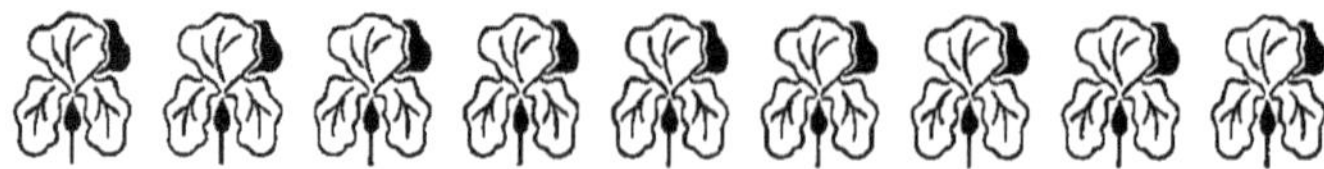

VII

Des Cardiaques aux Eaux de Dax.

PENDANT longtemps, cela a été une opinion généralement admise que les maladies du cœur constituaient une contre-indication formelle et absolue à un traitement thermal; et encore à l'heure actuelle, y a-t-il beaucoup de médecins qui n'oseraient conseiller une cure à ceux de leurs rhumatisants qui ont le cœur atteint.

Certains médecins exerçant dans diverses stations thermales avaient bien publié quelques observations desquelles il résultait que, loin de nuire aux cardiopathes, l'usage prudent des eaux minérales améliorait les lésions cardiaques; mais ces relations isolées n'eurent pas un assez grand retentissement pour modifier une opinion très profondement ancrée dans l'esprit du corps médical.

Depuis quelques années, de nouveaux travaux ont eu pour résultat de faire disparaître le discrédit dans lequel le traitement hydro-minéral des affections du cœur était tombé, et c'est à M. le docteur Constantin Paul que revient, en grande partie, le mérite d'avoir élucidé cette question, en exposant magistralement les règles de la cure thermale dans les affections cardiaques; aussi ne saurions-nous mieux faire qu'en citant ses propres paroles.

Voici comment il s'exprimait dans son *Rapport général de la Commission des Eaux Minérales*, de l'année 1890 :

« Lorsqu'on parcourt les nombreuses brochures écrites par les médecins des eaux minérales, on est souvent embarrassé par le nombre considérable des affections que chaque station est censée guérir. Le chapitre des contre-indications est au contraire des plus restreints et se borne en général à cette mention : les eaux sont contre-indiquées lorsqu'il y a maladie du cœur.

« La cause de cette proscription est facile à expliquer : elle tient à ce que, chaque année, des malades atteints d'affections du cœur font un usage imprudent des eaux, meurent plus ou moins subitement dans certaines stations, et portent l'effroi parmi les baigneurs.

. . . .

« Mais ces accidents sont surtout à craindre pour des maladies du cœur méconnues. Et l'on peut se demander s'il n'y a pas moyen de faire du bien aux malades atteints d'affections du cœur reconnues et caractérisées. La réponse à cette question est absolument affirmative.

« Mais, à cet égard, il faut bien s'entendre : si l'on cherche des eaux qui, par leurs parties constituantes, doivent arriver à dissoudre ou à faire résorber les végétations de l'endocarde, ou assouplir les cicatrices des myocardites, on n'en trouvera pas.

« Mais il ne faut pas oublier que les indications dans les maladies organiques du cœur consistent d'abord à supprimer les obstacles à la circulation et ensuite, mais seulement après ce premier résultat obtenu, à exciter les contractions du cœur. Une comparaison fera mieux comprendre cette théorie.

« Si l'on a à son service une vieille machine à vapeur qui ne peut plus supporter que deux atmosphères de pression, on la fera travailler à une pression moindre. Tant que les choses resteront en cet état, la machine pourra continuer à fonctionner; mais si les tuyaux viennent à s'engorger, la tension augmentera et la machine fera explosion. La catastrophe sera plus rapide encore si l'on surchauffe la machine pour lui faire vaincre cette résistance.

« Si, au contraire, on se hâte de dégager les tuyaux, la machine, ne trouvant plus d'obstacle insurmontable, pourra servir et fonctionner encore.

« Il en est de même dans les maladies organiques du cœur. Tant que les autres organes de la circulation fonctionnent normalement, l'insuffisance du cœur est suppléée par ces autres organes. Mais lorsque les vaisseaux artériels et veineux viennent à fléchir, non seulement ils n'aident plus le cœur, mais ils lui créent des résistances qui dépassent bientôt ses forces et les troublent de plus en plus. Si à ce moment on veut exciter le cœur à surmonter les obstacles, on l'épuise et la mort en est bientôt la conséquence. Tel est le résultat de l'usage intempestif de la digitale.

« Si, au contraire, on dégage la résistance, le cœur reprend lui-même de la force, et s'il n'en acquiert pas assez, on peut alors l'exciter et le soutenir sans crainte de le surmener.

« Or si les eaux minérales n'ont pas pour effet de supprimer les lésions cardiaques, elles deviennent fréquemment utiles pour supprimer ces affections secondaires, qui deviennent à leur tour des causes d'aggravation pour la maladie du cœur. Le fait est encore plus vrai s'il s'agit d'une hypertrophie du cœur consécutive à l'altération d'organes autres que ceux de la circulation.

. . . .

« Il ne faut pas refuser le secours des eaux minérales aux cardiaques, qui peuvent au contraire trouver du soulagement à un grand nombre de sources; les maladies du cœur dangereuses en pareil cas sont les maladies qui n'ont pas été reconnues, parce qu'elles ne permettent pas de prendre les précautions nécessaires. »

Et visant plus spécialement les bains de notre station, l'éminent médecin des Hôpitaux de Paris s'exprimait ailleurs dans les termes suivants : *Dans les maladies d'origine rhumatismale, et portant sur les valvules auriculo-ventriculaires, les bains de Dax ren-*

dront de grands services, ainsi que toutes les eaux fortement thermales, pourvu qu'elles soient administrées prudemment et progressivement, en tâtant la susceptibilité du malade et en s'arrêtant dès que stimulation devient un peu forte[1].

Il nous reste maintenant à établir le procédé balnéothérapique que l'on emploie dans notre station vis-à-vis des rhumatisants cardiopathes qui viendront y chercher un soulagement à leurs douleurs.

Les divers mémoires publiés ne font qu'effleurer cette question, cependant si importante, lorsque surtout on doit manier des eaux à température aussi élevée que les nôtres; et les auteurs qui ont écrit sur Dax se sont généralement bornés à répéter que les malades atteints d'affections cardiaques supportaient très bien les bains de boues.

Le seul travail bien fait, réellement scientifique, qui ait traité cette question, est dû à notre confrère le docteur Labatut; il porte pour titre : *Les rhumatisants cardiopathes aux boues de Dax.*

Notre confrère a réuni dans son mémoire un certain nombre d'observations prises, soit dans sa clientèle particulière, soit dans son service hospitalier. Elles sont au nombre de seize et se décomposent de la façon suivante :

6 cas d'insuffisance mitrale;

1 cas d'insuffisance mitrale avec rétrécissement;

1 cas d'insuffisance mitrale et aortique;

1. Rapport lu au Congrès d'Hydrologie (octobre 1889).

3 cas d'insuffisance aortique;

3 cas de rétrécissement aortique;

2 cas d'insuffisance aortique avec rétrécissement.

La plupart des malades qui font l'objet de ces observations ont suivi, pendant une quinzaine de jours en moyenne, un traitement consistant surtout en bains de boues, dont la température a varié de 38° à 44° centigrades.

Trois de ces malades furent obligés de suspendre les bains de boues pour palpitations violentes. Mais il est à noter que l'une de ces personnes avait déjà 20 jours de traitement, que la deuxième avait très bien supporté les applications locales et que la troisième ne s'était adressée à notre confrère qu'après avoir, sans consulter aucun médecin, suivi un traitement consistant en deux bains de boues et deux douches par jour, et avoir eu, à la suite, une congestion pulmonaire double très grave.

Ces trois malades avaient une lésion de l'orifice mitral.

Tous les autres, sans exception, ont supporté le traitement jusqu'au bout. Il semblerait même résulter de la comparaison des tracés sphygmographiques pris avant et après la cure par notre confrère que le traitement a eu, chez quelques-uns, une heureuse influence sur le fonctionnement de l'organe central de la circulation.

Le docteur Labatut conclut en disant que, *dans la plupart des cas, si le médecin ne prescrit que des températures progressivement élevées, soumettant ainsi les malades à une espèce d'entraînement, les rhumatisants cardiopathes pourront supporter le traitement thermal de Dax.*

Depuis longtemps, notre attention avait été tout spécialement attirée sur cette importante et si intéressante question, et, nous devons l'avouer, nous ne pensons plus aujourd'hui ce que nous écrivions il y a quelques années au sujet de l'intervention thermale chez les cardiaques.

Soit par crainte, soit par imitation de la réserve adoptée par certains de nos confrères d'eaux minérales, nous hésitions beaucoup à soumettre les cardiopathes à un traitement par les bains de boues, et avec d'autant plus de raison que, dans deux circonstances, nous avions été le témoin d'accidents graves survenus pendant la cure.

Aujourd'hui, et grâce aux nombreux cas qu'il nous a été donné d'observer et de suivre, nous sommes devenu moins exclusif, et, comme notre confrère le docteur Labatut, nous estimons que les cardiopathes peuvent faire un traitement par les bains de boues; mais nous pensons que, *dans tous les cas*, alors même que la lésion serait parfaitement compensée, le médecin devra procéder par tâtonnements, exercer sur ces malades une surveillance des plus actives et user d'une excessive prudence.

Comme le dit si bien M. le docteur Laussedat[1] :

1. Avantages et dangers des eaux thermales chez les cardiaques, *Annales de la Société d'Hydrologie médicale de Paris*, t. XXXV.

« il sera indispensable qu'il ait toujours à l'esprit que la syncope, l'angine de poitrine, les ruptures vasculaires, cérébrales ou autres peuvent être les conséquences d'un traitement externe intempestif qui sera toujours contre-indiqué dans les périodes de stases et à l'approche des premiers symptômes d'asystolie ».

En ce qui concerne le bain de boues, nous croyons toutefois devoir formuler les réserves suivantes :

Il sera administré tous les deux jours seulement. Sa température des premiers jours ne devra jamais dépasser 37°. Si, à ce degré, le bain est bien supporté, on en augmentera peu à peu et progressivement la température, de façon à atteindre 40°; *ne jamais aller au delà.*

Ce bain sera de très courte durée (10 minutes environ). Pendant la durée du bain, le malade devra avoir sur la tête une serviette pliée en quatre et bien mouillée d'eau froide; il respirera largement dans une éponge également imbibée d'eau froide.

Après le bain, il devra être transporté dans son lit, où il évitera de provoquer des sueurs profuses par un emmaillottement excessif.

Quant aux douches, elles seront administrées dans une salle spacieuse, bien aérée, et préalablement rafraîchie.

Elles ne devront jamais, au début, avoir des températures excessives : on débutera par 35°, par exemple, pour arriver peu à peu et d'une façon insensible, à 40° 42°.

Le doucheur devra veiller à ne pas percuter violemment la région thoracique antérieure, et il devra toujours diriger sur ce point un jet en éventail, très brisé et sans pression.

La douche sera terminée par du plein jet chaud, percussif sur les mollets et les pieds.

Après la douche, le cardiopathe évitera de sortir au grand air; il ne devra s'y exposer que tout et autant qu'il aura perdu la chaleur résultant de l'application de la douche.

Les douches froides et les douches écossaises devront être interdites.

Les étuves humides pourront être ordonnées, à la condition que leur température ne soit pas excessive.

Les bains minéraux tempérés seront toujours pris sans inconvénient; ils devront être courts et ne pas être administrés tous les jours.

Si les affections endocarditiques peuvent ne pas être un obstacle à un traitement thermal en général et tout spécialement à une cure par les bains de boues, il n'en sera pas de même pour les individus atteints d'athérome, ou d'altération du myocarde, ces affections, nous l'avons déjà dit, doivent constituer des *contre-indications formelles et absolues* aux bains de boues.

Enfin, les cardiaques âgés qui ont dépassé soixante ans ne devront jamais prendre de bains de boues.

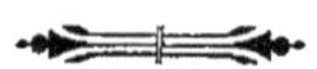

VIII

Hygiène du Baigneur pendant la cure. Utilité de la marche et du mouvement pour les rhumatisants.

On lisait à Rome, sur le fronton des bains d'Antoine :

« *Curæ vacuus hunc adeas locum ut morborum vacuus abire queas; non enim curatur qui curat.* »

« *Entre ici libre de soucis, si tu veux obtenir la guérison; celui dont l'esprit est obsédé n'y guérira point.* »

Dans les temps modernes, l'un des hommes qui se sont le plus occupés de l'action des eaux minérales, Alibert, disait : « Quand vous arrivez dans une station balnéaire, faites comme si vous entriez dans le temple d'Esculape; laissez à la porte toutes les passions qui ont agité votre âme, toutes les affaires qui ont si souvent tourmenté votre esprit. »

En effet, une des grandes causes du manque de succès de bien des cures aux eaux minérales se trouve dans ce fait que le malade a la prétention de rencontrer dans la station qu'il a choisie ou qui lui a été conseillée par son médecin, toutes les recherches de luxe et de confortable auquel il est habitué, et tous les plaisirs dont il aime à se trouver entouré dans sa vie ordinaire. Mais il faut bien faire remarquer au baigneur qu'un traitement ne doit jamais être considéré comme une partie de plaisir.

Quelle est, le plus souvent, la cause la plus sérieuse des dyspepsies, de la gravelle, de l'anémie, des migraines, etc., si ce n'est l'abus des plaisirs mondains, des soirées et de tous les exercices fatigants qui forment le fonds de l'existence du Parisien et de l'habitant de la plupart des grandes villes? Or, que peut-on attendre d'un traitement effectué au milieu de distractions et de préoccupations, souvent encore plus encombrantes et plus obsédantes que celles de la vie normale?

Presque toujours, l'envoi à une station éloignée est fait par le médecin dans le but d'écarter momentanément de son malade les causes mêmes du mal dont il souffre. Aussi, ne saurions-nous trop insister sur la nécessité absolue de consacrer avec conscience les quatre ou cinq semaines de séjour aux eaux à une cure sérieuse.

Le malade devra donc écarter de son esprit tout souci d'affaires ou de plaisirs, s'il ne veut pas perdre son temps d'une manière absolument inutile.

La durée de la cure est, en général, de vingt-cinq jours, mais il est bon de consacrer au déplacement au moins quatre à cinq semaines, de façon à pouvoir se reposer environ six jours avant et six jours après le traitement. Il est, en effet, toujours utile de s'acclimater quelques jours avant de commencer la médication, de même qu'il est mauvais de se mettre en chemin de fer aussitôt après avoir avalé le dernier verre d'eau minérale ou pris le dernier bain.

Les distractions du malade, s'il veut être raisonnable, devront surtout consister en promenades hygiéniques; il aura à se lever de bonne heure, pour commencer le plus tôt possible son traitement, et prendre ensuite quelque exercice avant déjeuner.

L'exercice est en effet l'auxiliaire le plus utile d'une cure faite dans notre station, et nous ne saurions trop insister sur les avantages qu'aura le malade à *marcher et à se dépenser le plus possible.*

Nous parlons, bien entendu, pour les chroniques qui peuvent encore se mouvoir, car nos conseils ne sauraient s'adresser à ceux qui ont des phénomènes inflammatoires articulaires, ou qui, par le fait d'ankyloses anciennes ou de déformations vicieuses, en sont arrivés — le plus souvent par leur faute — à ne plus pouvoir exécuter le moindre mouvement.

Il est indispensable qu'un rhumatisant ou un goutteux se meuve le plus possible, et cette prescription hygiénique vise surtout la classe si nombreuse des rhumatisants affectés de cette forme spéciale si commune — d'une étiologie si controversée — que nous avons étudiée plus haut et qui porte les noms de *polyarthrite déformante*, *rhumatisme goutteux*, *noueux*.

Le docteur *Trastour*[1], professeur de Clinique médicale à l'École de médecine de Nantes, et qui s'était tout spécialement occupé de cette question, s'exprimait ainsi :

« S'il y a des arthrites pour lesquelles l'immobilisation est excellente, c'est la méthode inverse qui convient au rhumatisme articulaire chronique progressif.

« Je pose, en effet, comme première indication du traitement, le mouvement graduel, l'exercice *modéré*, mais *continu* de tout l'appareil moteur qui se trouve compromis et menacé par la maladie. C'est la *mobilisation* naturelle, physiologique que le professeur Verneuil[2] recommande comme très utile en temps opportun dans les arthrites, qui me paraît être la principale ancre de salut.

« Il est vrai qu'il faut du courage pour obéir à cette prescription sévère et presque cruelle : *Remuer malgré la douleur*, mais la guérison est à ce prix.

« Si ma proposition est exacte, on conçoit pourquoi, en définitive, les guérisons sont rares; tous les malades ne sont pas courageux et persévérants.

« Mais il importe beaucoup de prouver par des faits que cette indication est juste et précieuse à rem-

1. Du traitement du rhumatisme articulaire chronique progressif. Sa guérison possible. A quel prix? *Bulletin général de Thérapeutique*, 15 décembre et 30 décembre 1879.

2. *Bulletin de Thérapeutique*, 30 juillet 1859.

plir; quand elle sera connue et nettement formulée, les succès seront plus nombreux.

« Je ne m'arrêterai pas à l'appuyer sur des considérations théoriques qui s'offrent naturellement à l'esprit, quand on connaît bien l'arthrite déformante.

« Il est trop évident que l'immobilité contribue aux infirmités ultérieures, et que l'exercice, au contraire, entretient ou rétablit la mobilité des surfaces articulaires et prévient ou surmonte les contractures et les attitudes vicieuses.

« Mais est-il possible, dans tous les cas, de prescrire ainsi des mouvements permanents ? Je sais qu'il y a des périodes d'acuité où les mouvements sont presque impossibles. Cependant, quand on observe de près les malades, on constate qu'ils ne sont presque jamais, au début, obligés de garder le lit; ils souffrent toujours mais ils peuvent remuer plus ou moins leurs articulations.

« Eh bien! il faut les encourager à ne pas céder au mal, mais à le dominer et à remuer quand même. »

Ces considérations sont éminemment justes et pratiques, et il nous est donné tous les jours d'en apprécier la vérité.

La plupart des malades se figurent — bien à tort du reste — qu'il leur suffira d'aller faire une cure de vingt et un jours pour se débarrasser, non seulement des douleurs rhumatismales dont ils souffrent depuis plusieurs années, mais encore pour recouvrer la souplesse ou le jeu de leurs articulations rouillées ou ankylosées.

C'est là, malheureusement, une illusion que presque tous apportent dans les stations thermales; ils s'imaginent que les bains seuls, les douches, le massage, etc., etc., suffiront à guérir leurs infirmités chroniques; et, confiants dans le résultat, ils continuent à pratiquer — non sans une douce satisfaction — les habitudes vicieuses qu'ils ont contractées au début de leur mal.

Et c'est ainsi que, redoutant par-dessus tout la douleur provoquée par le moindre mouvement, ils s'appliquent à ne pas bouger et à garder une immobilité néfaste, tout en suivant le plus souvent une hygiène alimentaire capable, à elle seule, d'entretenir et d'aggraver leur mal.

Et pendant ce temps, les articulations s'ankylosent, les cartilages s'incrustent, les muscles se contracturent, s'atrophient ou se sclérosent, les synoviales s'épaississent; au point de vue général, l'embonpoint augmente, la graisse envahit tous les tissus, et toutes les fonctions deviennent languissantes. Ce résultat, les malades le doivent le plus souvent à une immobilisation trop longtemps prolongée et à l'oubli des règles hygiéniques.

L'exercice et le mouvement ne visent pas seulement un but local, restreint, en conservant le jeu des articulations et en prévenant leur raideur, conséquence forcée d'un long repos; ils sont également fort utiles à tous les arthritiques en général dont ils stimulent les grandes fonctions et activent la nutrition.

Cadogan donnait aux goutteux le conseil suivant : *Remedium in motu, quære sudando.* « La guérison est dans le mouvement, cherchez-la en suant. »

Ce précepte excellent comporte cependant quelques restrictions, et il serait imprudent de le suivre toujours à la lettre.

L'exercice que nous recommandons ne doit pas être violent ni excessif, et il faut éviter d'aller jusqu'à la fatigue.

On doit le faire d'une façon lente, modérée, progressive, et s'y livrer par une sorte d'entraînement méthodique.

Beaucoup de malades s'imaginent que la douche doit être suivie d'une longue promenade faite avec précipitation. A ce point de vue, il y a lieu de faire une distinction.

Tout le monde comprendra aisément qu'après une douche froide ou écossaise, il est utile, indispensable même, de se livrer, soit à la marche, soit à l'exercice, dans le but de réchauffer le corps auquel l'application de l'eau froide vient d'enlever une partie de calorique : c'est ce qu'on appelle *faire la réaction.*

Mais est-il nécessaire d'agir ainsi après une douche chaude? Nullement; car, dans ce cas, une course un peu longue, faite d'un pas rapide, un exercice intensif, ne feront qu'accroître le calorique cutané et provoqueront une transpiration toujours inutile, et qui souvent peut être nuisible, en raison de l'impressionnabilité toute particulière que présentera le malade à l'action de l'air froid.

Donc, après une douche chaude, il n'est pas absolument nécessaire de réagir comme on doit le faire à la suite de la douche froide; mais il faut également éviter l'immobilisation. Le mieux est de marcher lentement, sans hâte ni précipitation, afin de permettre à l'enveloppe cutanée de perdre peu à peu le calorique qu'elle vient d'acquérir par le contact de l'eau chaude, et de recouvrer progressivement sa température préthermale.

Si l'exercice est indispensable aux rhumatisants et aux goutteux, et s'ils doivent s'y livrer le plus possible pendant la cure thermale, le régime alimentaire tient également une large place dans l'hygiène particulière que commande leur état.

Tandis qu'en France, dans nos diverses stations balnéaires, le régime diététique préoccupe très peu les médecins qui dirigent la cure de leurs malades, en Allemagne, au contraire, il est l'objet d'une sollicitude telle qu'on fait une cuisine spéciale pour les baigneurs; elle porte le nom de *Kurgemaes*.

Peut-être est-ce à l'observance rigoureuse de ces prescriptions culinaires ainsi qu'à l'hygiène sévère suivie par tous leurs malades que les médecins des stations d'Outre-Rhin doivent d'obtenir des résultats meilleurs que les nôtres?

En Allemagne, en Bohême, dès qu'un malade arrive dans une ville d'eaux, il est, pour ainsi dire, enrégimenté. Le médecin ordonne, et le malade obéit passivement et aveuglément, avec la ponctualité du soldat qui exécute les ordres de son chef.

Comme preuve de cette régularité toute militaire dans le traitement, que le lecteur lise les détails de la journée d'un baigneur à Carlsbad; nous les empruntons à une lettre écrite au docteur Monard (d'Aix-les-Bains)[1] par le docteur Stycha (de Carlsbad).

« Lever de cinq à six heures aux sons d'un orchestre; on se presse aux buvettes; puis promenade d'une heure.

« Neuf heures. Déjeuner : thé, café, cacao, lait, pain blanc préparé spécialement pour les malades.

« Promenade à la forêt où il y a des jeux : tir à la cible, lawn-tennis, littérature.

« Midi. Dîner à la carte seulement. *Régime strict d'après indications médicales*; potage, viande rôtie, bœuf ou veau, un légume, compote.

« Après-midi. Lecture, billard, cartes à jouer, promenades dans les environs ou concert.

« Cinq heures. Café, thé, cacao, lait.

« Sept heures. Souper, jambon, veau rôti, œufs, thé, vin en faible quantité.

« Neuf heures et demie. Tout le monde se couche. Le théâtre termine ses représentations à dix heures au plus tard. »

A *Franzensbad*, station de Bohême où l'on emploie

1. *Les malades qui guérissent aux eaux d'Aix-les-Bains et comment ils guérissent*, par le Dr J. Monard, Paris, 1889.

des boues ferrugineuses très renommées, les règles culinaires ne sont pas moins bien observées.

Comme petit déjeuner : Café, chocolat, bouillon ou thé. Aux deux autres repas, viandes rôties exclusivement, du jambon maigre, des œufs, des compotes de fruits, très peu de pain.

Les mets farineux sont proscrits, ainsi que les aliments gras, fortement salés, épicés, fumés, marinés, etc. Abstention de crudités, de graisses, de ragoûts, de beurre.

Les légumes verts sont permis.

Comme boisson, du thé et de la bière.

La modération dans les repas est le principe diététique le plus important.

Tout écart de régime est sévèrement interdit.

Quelle différence de ces menus sévères et monotones au luxe et à la variété d'aliments servis dans les hôtels et restaurants de nos grandes villes d'eaux!

Où est le médecin ayant assez d'autorité pour faire observer à un malade en traitement une diététique aussi sévère?

Où est le rhumatisant assez raisonnable pour s'astreindre aux privations de choses qui lui sont si chères?

Et pourtant les excès de table, et un régime hypernutritif contribuent souvent à développer le mal, lorsqu'ils n'en sont pas une des causes occasionnelles, comme chez les goutteux.

Nous n'irons pas jusqu'à vouloir que les malades deviennent des végétariens, des buveurs d'eau, renoncent pour toujours aux agréments d'une cuisine recherchée, et suivent le conseil donné jadis par un médecin à un célèbre goutteux, et qui comportait seulement quatre prescriptions : « 1° *Pisa et olera*; 2° *Olera et pisa*; 3° *Olera cum pisis*; 4° *Pisa cum oleribus* : *Des pois et des légumes*; *des légumes et des pois*; *des légumes avec des pois*; *et des pois avec des légumes.* »

La prescription essentielle, capitale, est de ne se livrer à aucun écart, quelque léger qu'il soit, d'observer la tempérance et de ne commettre aucun abus.

S'il est des villes d'eaux où, en raison des affections particulières qu'on y va soigner (maladies de l'estomac, du foie, des reins, diabète, etc.), on doit soumettre le malade à des règles spéciales et bien déterminées, et si les arthritiques doivent en temps ordinaire observer méticuleusement les règles primordiales de la chimie des aliments, science trop méconnue chez nous, il ne saurait en être tout à fait de même pendant le séjour dans notre station. Le traitement suivi à Dax est en général pénible, fatigant, débilitant, et dans ces conditions, on comprendra que le baigneur doive réparer les forces qu'il laisse tous les jours dans des bains chauds. Pas n'est généralement besoin d'insister sur ce point : la bonne nature se charge de ce soin, et l'estomac réclame impérieusement ses droits avec un appétit des plus exigeants; on aurait grandement tort de ne pas lui donner ample satisfaction.

Le malade trouvera également dans le sommeil un moyen de réparer ses forces et de supporter les fatigues inhérentes au traitement thermal; aussi doit-il éviter les veilles et se coucher de bonne heure afin de se trouver dispos pour le bain matinal du lendemain.

Nous n'ignorons pas que ce conseil sera peu prisé par une certaine catégorie de malades jeunes, légèrement atteints et relativement ingambes qui s'astreindront difficilement à modifier leurs habitudes mondaines, à s'abstenir de théâtre, de casino et des autres agréments de la grande ville.

Nous n'ignorons pas non plus que la tendance actuelle est de faire des villes d'eaux des lieux de plaisir où les distractions, les courses, le jeu, etc., tiennent la place prépondérante, tandis que ce qui ressort au côté médical, au traitement proprement dit ne vient qu'accessoirement et en second plan.

Dans certaines stations balnéaires, réputées stations de luxe, rendez-vous habituel des boulevardiers et des viveurs qui viennent, sous le prétexte d'un traitement prophylactique, rechercher les distractions qu'à une certaine époque de l'année ils ne sauraient trouver dans la capitale, le malade est souvent considéré comme une quantité négligeable et gênante, qui a tort de se reposer et de dormir pendant que les autres veillent et s'amusent.

On n'adressera jamais à notre station le même reproche. Dax est une station où l'on vient par besoin, par nécessité; c'est un rendez-vous de malades qui recherchent la santé et non les plaisirs.

On peut cependant, on doit même savoir allier les distractions au traitement, et nous devons à la vérité de dire que jusqu'à l'heure ces dernières n'ont été ni nombreuses, ni surtout variées.

Quelques concerts publics, à une heure où d'ordinaire les malades ne se soucient pas de promener leurs rhumatismes qui, on le sait, s'accommodent mal des sorties ou trop matinales ou nocturnes, constituaient l'unique *great attraction*, le seul agrément que l'on offrait aux baigneurs. Le nouveau Casino est venu fort heureusement combler cette regrettable lacune, et permet aux malades de goûter des plaisirs qui, tout en étant un utile adjuvant de la cure, leur feront mieux apprécier le séjour d'une station, hospitalière entre toutes.

Nous terminerons ces considérations par un conseil relatif aux vêtements.

Nous venons de dire — et c'est là un fait d'observation banale et courante — qu'il est imprudent pour un rhumatisant de sortir tôt, et de se coucher tard. A ces deux périodes de la journée, surtout dans notre région, l'air est surchargé d'humidité, des brouillards très épais couvrent le sol; et on ne saurait, sans compromettre le résultat de la cure, s'exposer aux néfastes effets de ces influences hygrométriques. Tout en observant ces règles climatologiques, le malade devra surveiller la façon dont il s'habille, prendre quelques précautions concernant les tissus divers dont il se vêtira pendant la cure.

L'usage quotidien des bains chauds augmentant considérablement l'activité de la peau et son impressionnabilité, les malades ne présentent plus la résistance habituelle aux variations de la température.

Ils devront donc se munir de vêtements chauds qui les protégeront et les garantiront contre les modifications atmosphériques et les courants d'air. Rien ne vaut à ce point de vue les flanelles légères et souples.

IX

Durée de la cure.

Les Anciens, dans leur profonde sagesse à laquelle il faut toujours revenir, recommandaient aux malades des règles morales propres à contribuer au bon résultat d'une cure thermale. C'est dire avec quelle diligence minutieuse ils savaient organiser et mener à bien l'ordonnance physique d'un traitement.

De nos jours, « faire une saison », c'est, quand il ne s'agit pas d'un simple changement de lieu de plaisirs, aller passer vingt et un jours dans une station, à peu près quelle qu'elle soit. Les vingt et un jours écoulés, quelquefois malgré l'avis contraire du médecin, le malade s'éclipse sous un prétexte justifié ou non, alors que, le plus souvent, il lui serait facile de compléter ou d'assurer les bons effets du traitement par une durée de séjour, non déterminée à l'aveuglette, mais strictement soumise à son cas particulier.

Or que se passe-t-il?

Tandis que les Espagnols consacreront religieusement *neuf jours* au traitement thermal, *quelle que soit d'ailleurs l'affection qu'ils aient à traiter*, la mode française veut que la durée d'une cure dans une station balnéaire soit de *vingt et un jours*.

Nous ne savons sur quel sot préjugé cette coutume est fondée. Vingt et un jours! Pourquoi vingt et un? Qu'y a-t-il de magique, de fatidique, de cabalistique dans ce nombre? Pourquoi lui, plutôt qu'un autre? Nous l'ignorons, mais le fait est que la plupart des malades qui se rendent dans une station thermale y arrivent avec l'intention bien arrêtée de ne pas y prolonger leur séjour au delà des trois semaines sacramentelles. Le vingt-deuxième jour, ils s'empressent de partir, convaincus qu'ils ont bien fait leur devoir et que leur cure est complète!

C'est là une très grande erreur.

Dans la majorité des cas, en effet, il est absolument impossible au médecin de pouvoir déterminer d'avance la durée exacte de la cure d'un malade, car cette question est subordonnée non seulement à la maladie, mais encore au malade lui-même. Le plus souvent, les malades qui viennent dans notre station ont déjà épuisé toutes les ressources de la thérapeutique ordinaire. Pendant des mois, des années peut-être les médecins ont employé contre leur maladie toutes les ressources de leur art et de leur intelligence, et c'est devant l'insuccès de tous les moyens mis en œuvre, qu'en désespoir de cause

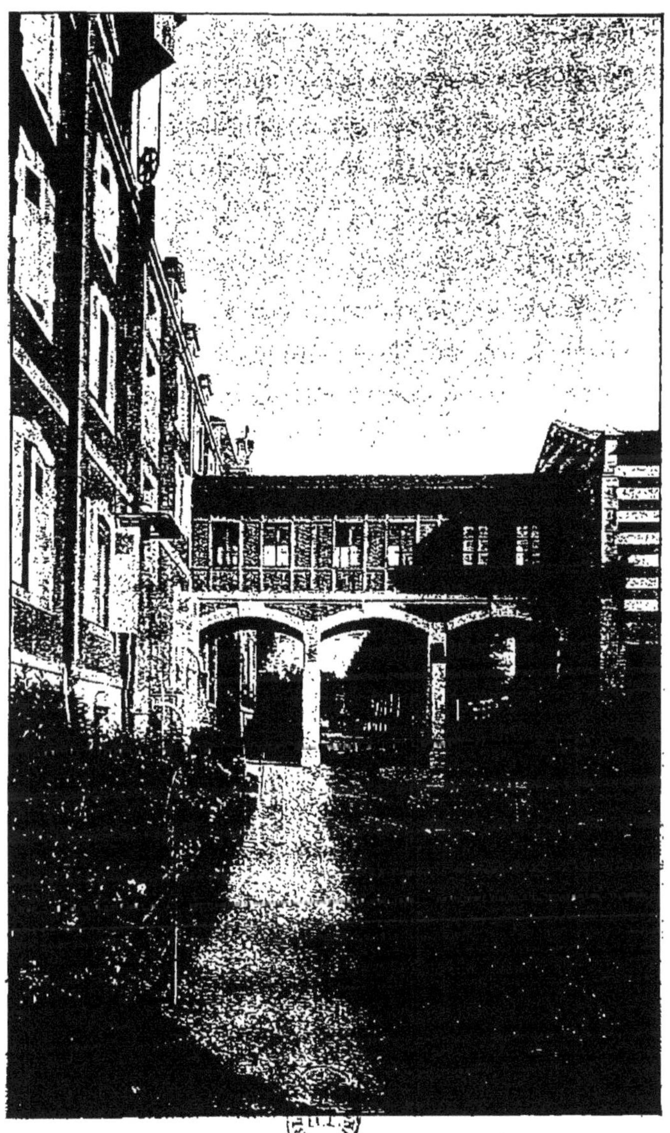

ÉTABLISSEMENT THERMAL DES BAIGNOTS

A gauche, l'Hôtel; à droite, l'Établissement des Bains; les deux reliés par une galerie vitrée.

ils se décident à diriger le patient vers notre station thermale.

C'est donc, en général, à des affections essentiellement *chroniques*, à marche lente et progressive, à de vieux rhumatismes dont le début remonte déjà fort loin que nous avons affaire; et dès lors, comment peut-on supposer qu'en *vingt et un jours* on puisse obtenir la guérison ou même l'amélioration d'un mal aussi ancien?

La science et la nature ne sauraient faire de miracles, et les malades doivent renoncer à cette folle espérance d'obtenir en quelques jours des succès aussi prodigieux.

Au point de vue de la maladie, il y a une autre distinction importante à établir.

Si le malade vient dans la station, à l'issue d'une crise aiguë, pour y combattre la raideur articulaire, l'empâtement, la gêne, les troubles fonctionnels qui constituent le reliquat ordinaire d'une polyarthrite; si, d'autre part, il est jeune et a un cœur indemne, trois semaines pourront suffire à le rétablir.

Mais, sans insister davantage, on comprendra que ce laps de temps ne saurait suffire à un vieux rhumatisme goutteux remontant à plusieurs années, qui a déformé et ankylosé la plupart des articulations.

Nous disions plus haut que la durée de la cure était également subordonnée à l'état du malade.

En effet, s'il est des rhumatisants, de bonne constitution, sans tare organique, dont toutes les fonctions s'exécutent normalement et qui peuvent subir, en raison de l'intégrité de l'organisme, un traitement, même intensif, sans en ressentir d'immédiats et fâcheux contre-coups, il en est un plus grand nombre qui réclament de sérieux ménagements.

Ils sont anémiés, épuisés par les souffrances qu'ils endurent depuis longtemps, ont perdu l'appétit et le sommeil, manquent de ressort réactionnel et portent souvent des lésions du système circulatoire.

Si, aux premiers, on peut, dès le début, appliquer un traitement rigoureux qu'ils suivront, sans incident, jusqu'à la fin de la cure, on ne saurait agir de la même façon vis-à-vis des seconds : ceux-ci réclameront, au contraire, une extrême réserve.

On devra employer un certain temps en tâtonnements indispensables, on devra étudier leur susceptibilité à telle ou telle température, l'élever ou la diminuer suivant leur manière de réagir, et tenir toujours grand compte de leur état général. Souvent même on sera obligé d'interrompre le traitement.

Et dans ces conditions, il est bien évident que le malade perdra plusieurs jours qui ne sauraient entrer en ligne de compte dans la durée de la cure.

A Dax, nous l'avons déjà dit, les premiers jours du traitement sont marqués par une *épreuve*. Celle-ci peut se résumer en un seul mot : *excitation légère*, se traduisant par le réveil des douleurs disparues, et l'aggravation de celles qui existent.

Ces phénomènes d'excitation sont le plus souvent légers, et leur durée varie suivant l'impressionnabilité et la force de résistance des malades.

Si cette crise est bénigne, si les phénomènes inflammatoires sont apyrétiques et peu marqués, le malade pourra continuer son traitement. Mais si, au contraire, il y a fièvre, avec gonflement douloureux des articulations et mauvais état des fonctions digestives, il faudra nécessairement interrompre la cure, afin de laisser s'éteindre les accidents aigus.

D'où une perte de temps qui obligera le malade à prolonger le traitement au delà de l'époque qu'il avait arrêtée.

Il est donc très difficile, pour ne pas dire impossible, de fixer à l'avance, et d'une façon précise, la durée d'une cure thermale à Dax.

On ne peut qu'établir une donnée générale, et assigner, comme période *minimum* et *maximum* de séjour, *vingt et trente jours.*

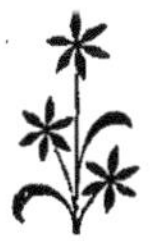

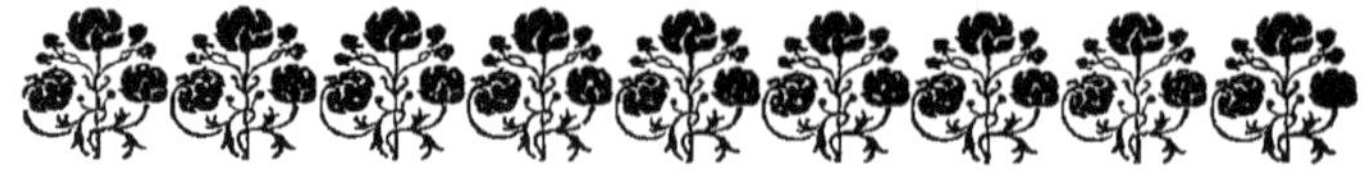

X

Après la cure.

S'IL est des malades heureux qui, pendant leur séjour dans notre station thermale, parviennent à se débarrasser de leurs maux, il en est également un grand nombre qui ne constatent aucune amélioration durant leur cure.

Il en est même qui repartent avec des souffrances plus vives. Ceux-là s'en vont désillusionnés, désespérés, et maudissant la station en laquelle ils avaient placé leur dernière espérance. Ils ont souvent tort de récriminer sitôt.

De ce qu'un rhumatisant n'éprouve aucun soulagement pendant la durée de sa cure, il ne s'ensuit nullement que quelques jours après il ne puisse jouir des bienfaits du traitement.

En règle générale même, il faut admettre que le soulagement immédiat est *rare*.

Le traitement thermal — et celui de Dax en particulier — éprouve le malade, le secoue, réveille les douleurs qu'il fait repasser par l'état aigu, détermine une perturbation générale qui souvent n'est pas éteinte au moment du départ.

Mais que le malade sache attendre; qu'il évite, par un traitement nouveau et intempestif, de contrarier et de troubler l'évolution latente des phénomènes thérapeutiques, et il s'apercevra bientôt des bons effets de la cure.

Du reste, si les malades sont si fréquemment désillusionnés, c'est qu'ils s'exagèrent en général les vertus curatives des eaux thermales.

Porteurs de maux dont le début remonte souvent à un grand nombre d'années, ils ont la naïveté de s'imaginer qu'une vingtaine de bains vont les débarrasser à jamais de leurs douleurs et assurer leur parfaite guérison!

Comment peuvent-ils se figurer qu'en un laps de temps aussi court, ils vont voir disparaître des affections *essentiellement chroniques*, qui ont obstinément résisté à tous les moyens déjà employés?

Rarement, nous le répétons à dessein, les effets d'un traitement thermal se font sentir d'une façon immédiate, et la vérité est qu'on ne guérit pas pendant le séjour dans une station balnéaire — exception faite cependant pour les myodinies, les névralgies et rhumatismes articulaires subaigus, d'origine récente, les troubles légers du système locomoteur, etc.

Lorsque les malades doivent ressentir de bons effets de leur cure, ceux-ci n'apparaissent généralement qu'au bout de quelque temps : un mois, deux mois après et quelquefois davantage.

Quant à ceux qui, une fois leur traitement terminé, et au moment du départ, éprouvent des douleurs plus aiguës qu'à leur arrivée, ils auraient tort de se décourager; la crise qu'ils traversent ne sera que passagère et disparaîtra bientôt pour faire place à l'amélioration.

Enfin, nous donnerons les mêmes consolations à ceux qui ont quitté la station dans un état satisfaisant et qui, quelques jours après, subissent un retour offensif des douleurs dont ils se croyaient débarrassés à jamais; ces souffrances sont un résultat éphémère de la cure qu'ils viennent de faire; c'est une crise analogue à celle qu'ils ont souvent subie pendant la cure thermale et qui ne durera pas plus longtemps que celle-ci; elle se produit plus tard, c'est la seule différence.

Que doit faire un malade après son traitement? Telle est la question qu'on ne manque jamais d'adresser au médecin qui a dirigé le traitement.

Autrefois, les gens qui se rendaient aux eaux minérales se préparaient à la cure, comme à un grand événement. Avant le départ, ils observaient une sorte de diète, et se purgaient une ou deux fois.

Au retour de la station, ils s'entouraient de précautions, se purgeaient de nouveau, et par une observance rigoureuse des lois de l'hygiène, cherchaient à aider et à favoriser l'action lente du traitement qu'ils venaient de subir.

Aujourd'hui, et bien que la thérapeutique hygiénique ait fait de très grands progrès, ces excellentes coutumes ont disparu.

Du jour au lendemain un malade quitte subitement ses affaires, fait un voyage long et pénible, et à peine débarqué dans la station thermale, court chez le médecin pour y chercher les indications d'un traitement qu'il a hâte de commencer, *sans perdre de temps*; car il a pris ses dispositions pour rester vingt et un jours, pas une heure de plus.

Il ne manquera pas de chercher à influencer le médecin, en lui disant qu'il n'éprouve aucune fatigue, qu'il est d'une bonne constitution, que ses organes fonctionnent à merveille, et que sans ses maudits rhumatismes, il jouirait d'une santé parfaite. Il ajoutera que, dans ces conditions, il n'y a nul inconvénient à lui ordonner un traitement énergique, car, n'oubliera-t-il jamais de répéter, *mon temps est limité.*

La cure terminée, le malade quitte la station, souvent même quelques heures après avoir pris son dernier bain, et à la suite d'un voyage fatigant, il reprendra dès le lendemain du retour, ses occupations habituelles. Nous n'inventons rien, c'est l'histoire de tous les jours. Faut-il de longs commentaires, est-il besoin d'explications scientifiques pour établir les graves inconvénients de cette coutume? Et celle-ci ne suffit-elle pas pour légitimer les insuccès de certains traitements et les rechutes fâcheuses qui ne tardent pas à se produire?

Peut-on admettre qu'il soit sage, pour un arthritique qui vient, pendant plusieurs jours consécutifs, d'exagérer le fonctionnement de sa peau par des bains thermaux, et dont l'impressionnabilité est, par le fait, devenue excessive, de se livrer, sans repos préalable, à des occupations qui ont été, le plus souvent, la cause occasionnelle de son mal?

Poser la question, c'est la résoudre; et nous n'insistons pas davantage sur les inconvénients que le malade peut éprouver en reprenant, sans un repos de quelques jours, ses habitudes professionnelles.

Lorsque les baigneurs ont un long parcours à faire et que, d'autre part, ils ont été éprouvés par le traitement, nous leur conseillons volontiers de faire le voyage par étapes. Nous n'apprendrons rien aux rhumatisants, en leur disant combien un long séjour en chemin de fer est préjudiciable aux articulations malades : la trépidation des voitures, souvent la difficulté de placer les membres atteints dans la position la moins douloureuse sont des causes suffisantes pour déterminer une fatigue générale considérable et quelquefois un réveil subaigu des douleurs. Deux ou trois jours après le retour, nous conseillons volontiers à nos malades, sauf contre-indication, un purgatif salin, et nous insistons surtout sur l'indispensable nécessité du repos et l'observance des règles de l'hygiène alimentaire et de celles concernant le vêtement.

Répondons, pour terminer, à une question que les malades, en partant, ne manquent jamais d'adresser à leur médecin : *Dois-je revenir l'année prochaine?*

Ainsi que nous le disions plus haut, s'il est des rhumatisants qu'un unique séjour de trois semaines guérit définitivement, pour le plus grand nombre les résultats de la cure ne sont pas aussi prompts.

Beaucoup de patients sont améliorés, mais non guéris (guérit-on le rhumatisme chronique?), et le plus souvent ils feront bien de venir demander à nos bains un nouvel effort contre l'affection tenace dont ils sont atteints depuis longtemps.

On aurait tort, dit Trousseau, si les antécédents font préjuger la persistance du mal, de s'en tenir à cette première médication. Il faut, après un temps de repos suffisant, y revenir encore.

Disons enfin qu'une excellente pratique consiste à faire deux cures dans l'année : la première au printemps, la deuxième en automne.

Peut être en lisant ces lignes, le lecteur sceptique pensera-t-il : « Là pointe le désir légitime de conserver bien compacts les bataillons de la clientèle des eaux! » Ce lecteur pour cette fois aurait tort. S'il n'est pas difficile d'apprécier que, dans bien des cas, le charlatanisme règne en maître dans les stations thermales en ce qui concerne Dax en général, et les Baignots en particulier, un baigneur attentif observera bien vite que les malades nous arrivent en si grande affluence que nous n'avons aucune espèce d'intérêt à retenir un incurable ou à encourager à des cures renouvelées des sujets réfractaires, physiquement parlant, à notre traitement si spécial. Bien au contraire! nous tenons à honneur de diriger ici une véritable clinique médicale, dans laquelle notre expérience déjà vieille de vingt ans nous permet en toute sûreté de mener à bien le malade susceptible de se guérir ou de s'améliorer.

Par contre, et cela nous arrive maintes fois, si un patient est venu à tort dans notre station, nous n'hésitons pas un instant, et cela dès notre première consultation, à le prévenir de son erreur et à lui déconseiller une cure.

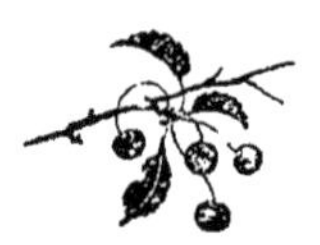

XI

Du choix de la saison pour faire une cure à Dax.

La mode — ce tyranneau mondain et bourgeois — a pendant de longues années fait d'« une saison aux eaux » l'une des conditions *sine qua non* du code de la vie fashionnable. C'est ainsi qu'elle s'est mêlée d'assigner l'époque précise à laquelle on doit aller dans une station thermale, alors que dans une telle question, seul, un avis sérieux, médical, doit prévaloir. Il ne s'agit pas d'aller aux eaux quand le monde y va, il s'agit pour le malade de s'y rendre lorsqu'il est libre de son temps et au moment jugé favorable par le médecin.

Tout d'un coup voici que, depuis quelques années déjà, la fantasque et éternelle « Mode » a, que l'on excuse cette expression familière, voulu se donner les airs de *mettre au rancart* les saisons d'eau thermales.

« — Aller aux eaux ! fi donc ! Nous avons mieux que ça ! Y pensez-vous, ma chère ?

« — La condition indispensable à notre santé physique c'est la *cure d'air* !

« — Hors de là, point de salut ! »

Dans ces exagérations voulues du sentiment public qui évidemment suit maintenant ce courant, il reste une idée juste : celle qui consiste à bénéficier d'une cure d'air tout en suivant un traitement thermal.

Et voilà pourquoi toutes nos stations thermales ferment leurs portes au début de l'automne : tout simplement parce que les intempéries de leur climat ne leur permettent pas une vie annuelle complète. Cependant il en est quelques-unes qui devraient risquer la tentative et qui, nous le croyons, se trouveraient fort bien d'offrir aux malades des chances prolongées de traitement.

A l'heure actuelle il y a dans toute la France thermale deux stations dont le climat privilégié non seulement les autorise à rester ouvertes toute l'année, mais encore leur permet d'ajouter à la cure thermale un puissant adjuvant : la cure climatique; ce qui ainsi mettra d'accord l'ancienne et la nouvelle mode et fera du malade un mondain ultra select.

Ces deux stations sont Amélie-les-Bains, dans les Pyrénées-Orientales, et Dax, qui nous occupe.

Cependant nous sommes obligé de constater qu'il ne faut pas songer à Amélie-les-Bains au double point de vue climatique et thermal.

Nous regrettons cette affirmation que notre parfaite bonne foi nous oblige cependant à émettre.

Par suite de la topographie spéciale des lieux, on a si mal organisé les constructions à Amélie-les-Bains qu'il est très pernicieux pour un malade de passer impunément de la partie de la ville froide, humide, ombragée par la paroi de la montagne, dans la région ensoleillée et abritée de la vallée où l'on jouit de conditions climatiques excellentes; nous avons pu vérifier sur place nous-même qu'un malade tributaire des eaux doit se cantonner dans la vieille ville qui avoisine les sources.

A aller s'installer dans la partie ensoleillée, il risque en rentrant et *surtout en hiver* de subir une transition néfaste. De même le malade ayant besoin d'une cure d'air, et qui forcément alors élira domicile dans la région bien exposée, devra renoncer à toute tentative de traitement thermal pour éviter les allées et venues entre la plaine chaude, abritée, bien exposée et la partie ombragée et froide où émergent les sources et où sont campés les établissements thermaux, car, en ce faisant, il risquerait inévitablement le préjudice considérable de pareille transition, véritable danger, *surtout en hiver*.

Donc, pour le moment et avec toute impartialité, Dax seul peut hautement revendiquer le *double titre de station thermale* et *de station climatique hivernale*.

Et de tous temps il est resté, lui et ses établissements, ouvert l'année durant. Par suite, chez nous, les malades peuvent, quand besoin est, venir chercher la guérison ou l'amélioration à leurs maux, sans qu'ils soient obligés, pour suivre un traitement thermal, d'attendre, sur douze mois de souffrances cruelles, les deux seuls mois propices pendant lesquels les portes des thermes habituels s'ouvrent fatidiquement. On a le temps, avant l'époque bienheureuse, d'aggraver son mal, sinon de se rendre parfaitement incurable!

Bien plus, à cette première facilité pour le baigneur s'ajoute à Dax un bénéfice considérable : celui de la station à l'air libre, possible tout le long de l'année, au cours du plus rigoureux hiver. Cet adjuvant précieux concourt au bien à retirer du traitement thermal, l'affermit et relève d'une façon certaine et durable l'organisme en état de déchéance, alors que la cure des boues, des bains minéraux ou des douches, s'exerce à modifier puissamment l'état local.

On n'a nul besoin d'avoir fait des études médicales pour savoir que les douleurs rhumatismales, articulaires, musculaires, les névralgies, etc., sont exaspérées par le froid et surtout par le froid humide, et on n'ignore pas non plus que très souvent ces mêmes douleurs se produisent pendant l'hiver, dont la basse température peut être considérée comme leur cause occasionnelle.

Il serait donc logique que les malades vinssent pendant cette période qui leur est généralement néfaste, pour faire un traitement qui aurait à ce moment une action d'autant plus grande que les douleurs seraient plus récentes.

S'ils ne le font pas, s'ils n'y sont pas engagés par leur médecin, c'est pour une raison bien naturelle, celle que nous donnions plus haut : on croit généralement que les stations thermales ferment pendant l'hiver, et on ignore que certaines d'entre elles laissent leurs portes ouvertes durant toute l'année.

Dax est dans ce cas. Grâce à la douceur et à l'égalité de son climat, grâce aussi à sa température hivernale qui est de 8° en moyenne, notre station peut recevoir des rhumatisants qui bénéficieront à la fois et de ses qualités climatiques et des vertus de ses eaux et boues thermales.

Un traitement d'hiver ne pourra donc qu'être profitable aux nombreux rhumatisants qui souffrent généralement d'une exacerbation de leurs douleurs pendant la saison froide; cette précaution leur permettra le plus souvent de parcourir l'année sans subir les incidents douloureux qui, d'ordinaire, les obligent à s'arrêter, sinon à s'aliter.

Il est une objection que nous désirons prévoir et que ne manqueront pas de faire ceux qui ne connaissent pas la station : elle est relative à l'aménagement intérieur des établissements thermaux.

Ceux-ci sont tous agencés pour recevoir les malades pendant la mauvaise saison et leur permettre de faire la cure dans d'excellentes conditions.

Ce sont de vastes hôtels bien clos, avec de larges corridors, chauffés dans toutes leurs parties[1], et

1. Les « Baignots » sont chauffés par l'eau chaude de leurs geysers.

communiquant, par des galeries fermées et chauffées, avec l'établissement de bains proprement dit.

Et ce qui est plus important encore, le malade trouvera à l'*Établissement des Baignots* toutes les facilités pour suivre en robe de chambre, si cela lui convient, une excellente cure climatique. En effet, l'hôtel, vaste, et ses galeries de bains sont situés au milieu d'un grand parc anglais, abrité au sud par des coteaux boisés et qui s'étend, large, ensoleillé, vert et fleuri.

Ajoutons qu'aux portes mêmes du parc ce sont les promenades de la pleine campagne, les routes et les chemins baignés de lumière, s'en allant vers les bois de pins odorants.

Donc, pour les plus ingambes : espace et liberté; pour les immobilisés ou presque, aux portes de la chambre : les allées d'un vaste parc où ils pourront faire une cure d'air.

Enfin il est essentiel de remarquer, surtout, en nous reportant à l'observation faite sur Amélie-les-Bains, qu'à Dax le malade peut, si besoin est, circuler de la ville aux Baignots, des points les plus divers à d'autres, sans s'exposer à une transition quelconque climatique. Partout le soleil circule librement, les routes rayonnent larges et lumineuses et, sur cette vaste étendue plane, égal et doux, l'air pur balsamique des bois de pins, attiédi et régularisé par les lointaines effluves de l'air des monts et des mers.

En dehors de cette cure d'hiver que bon nombre de rhumatisants auraient grand intérêt à faire, le printemps, ou plutôt la période comprise entre le 15 mars et le 1er juillet, nous paraît être la meilleure saison pour le traitement thermal dans notre station. C'est elle qui a toujours semblé donner les résultats les plus profonds et les plus durables.

En second lieu vient la période comprise entre le 1er septembre et la fin de novembre.

Et enfin la 3e place appartient aux deux mois de l'été : juillet et août.

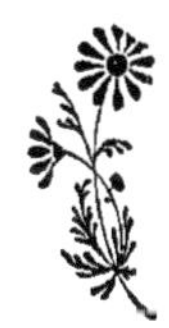

XII

Eaux chlorurées sodiques fortes et Eaux-mères de Dax.

JUSQU'A ces dernières années, dit M. le docteur *Millard*, médecin de l'hôpital Beaujon[1], on ne traitait guère à Dax que les affections rhumatismales; on utilisait dans ce but deux sortes de moyens : des *Eaux minérales chaudes* et des *Boues végéto-minérales* qui sont très réputées, et forment comme la caractéristique de la station.

. . . .

« Malgré ces richesses hydrologiques, Dax n'en demeurait pas moins une station balnéaire d'importance secondaire et réduite au seul traitement des affections d'origine arthritique. Mais depuis un cer-

1. Rapport lu au Conseil de surveillance de l'Assistance publique de Paris, le 30 juin 1892, à la suite d'une visite faite à Dax par la Commission de l'Assistance publique et composée de MM. Voisin, Peyron, Ferry, Navarre, Risler et Millard.

tain nombre d'années, elle a songé à utiliser un autre agent, dont Salies-de-Béarn particulièrement a démontré l'efficacité pour combattre les affections lymphatiques et scrofuleuses, à savoir : les *Eaux salées* et surtout les *Eaux-mères* qui résultent de l'exploitation de salines importantes. »

Les eaux chlorurées sodiques fortes exploitées à Dax proviennent du riche banc de sel gemme qui se trouve sur le territoire de la commune de Saint-Pandelon, à 7 kilomètres de Dax; des bassins où se fait la dissolution des blocs de sel gemme, l'eau salée est refoulée jusqu'à l'usine des Salines de Dax, d'où part une canalisation spéciale qui la conduit aux *Thermes Salins*.

La quantité d'eau que les Salines peuvent fournir est indéfinie.

La direction du gisement exploité par la Compagnie des Salines, la constitution de la roche, la composition géologique des terrains, tout prouve que le gisement de Saint-Pandelon n'est que l'extrémité nord du banc de sel gemme qui minéralise au sud les sources de Salies de Béarn.

Ce gisement, d'une épaisseur de 90 mètres, s'étend de Dax à Saint-Pandelon sur une longueur de 5 kilomètres et une largeur de 300 mètres environ.

Les eaux provenant de la dissolution du sel gemme sont des eaux *chlorurées sodiques fortes* plus riches en chlorure de sodium que leurs similaires.

On en trouvera la preuve dans le tableau comparatif que voici :

	DAX — Willm (1801).	SALIES-DE-BÉARN — Willm (1886).	SALINS (JURA) — Réveil (1863).	SALINS-MOUTIERS (SAVOIE) — Bouis (1863).	BIARRITZ Dr BISCOUS	LA MOUILLÈRE (BESANÇON) Boisson et Baudin.
Densité à 15°		1161	1267			1200gr64
— à l'aréomètre		21°		2°	24°2	24°8
Chlorure de sodium	202gr862	245gr4492	22gr74515	11gr317	295gr659	283gr800
— de potassium	4 470	2 3040	0 25662	»	2 608	0 917
— de magnésium	3 035	»	0 87012	»	»	2 428
— de lithium	traces	0 0174	»	»	traces	»
— de calcium	»	»	»	»	»	4 037
Bromure de sodium	»	0 1617	»	»	0 107	»
— de magnésium	»	»	»	»	»	»
— de potassium	»	»	0 03065	»	»	0 108
Iodure de sodium	traces	traces	traces	traces	traces	traces
Sulfate de calcium	2 606	2 7404	1 41666	1 392	3 375	»
— de magnésium	1 674	3 5768	»	0 752	4 707	»
— de sodium	2 876	0 6674	»	0 641	0 990	6 732
— de potassium	3 175	»	0 68080	»	»	»
Silice et alumine	»	0 1840	»	»	0 090	traces
Carbonate de calcium	»	0 2699	traces	0 005		»
— de magnésium	»	0 0302	—	»		»
— de fer	»	0 0420	»	traces		»
Matières organiques non dosées et pertes	»	0 7614	»	0 036	0 194	»
	310gr698	256gr2044	26gr00000	14gr143	307gr790	298gr022

Les eaux salées de Dax renferment donc une quantité considérable de chlorure de sodium, et quoiqu'on ne soit pas autorisé à dire qu'une eau minérale possède autant de propriétés que de principes différents, on ne peut manquer de reconnaître le rôle important dévolu à la présence d'une aussi forte proportion de sel.

EAUX-MÈRES

Les eaux-mères (*Mutter-Lauge* des Allemands) sont le résidu de l'évaporation de l'eau salée, après extraction de la majeure partie du sel de cuisine.

Lorsque l'eau salée a été amenée dans les cuves, on la soumet à une coction continue pendant 24, 48, 96 heures, selon le grain que l'on veut donner au sel. A mesure que le liquide s'évapore, la cristallisation du sel s'opère, et il se précipite au fond de la chaudière, d'où on le retire pour l'égoutter et le dessécher.

Il reste au fond du bassin évaporatoire un liquide jaune fauve, onctueux au toucher, d'une saveur âcre. Ce liquide, qui constitue l'eau-mère, renferme, à un degré de concentration considérable, les principes solubles dont le chlorure de sodium s'est séparé en se cristallisant.

L'analyse quantitative des eaux-mères varie dans tous les examens, et ces différences dans les résultats des recherches chimiques tiennent aux variations qui se produisent pendant l'évaporation par ébullition.

On comprend aisément, en effet, que la composition de ce produit doit varier selon que la concentration a été plus ou moins grande, selon surtout qu'il provient de cristallisation de 24, 48 ou 96 heures, selon, en un mot, qu'il est le résidu d'une plus ou moins grande masse d'eau saline.

Les eaux-mères ne doivent pas être considérées comme un simple agent de renforcement de l'eau salée qui possède déjà un degré de minéralisation plus que suffisant. Elles constituent, en réalité, un médicament nouveau par suite d'un arrangement différent des principes minéraux et de la mise en saillie de quelques-uns d'entre eux. L'eau salée constitue la base du traitement balnéaire, c'est l'agent *tonique*, *reconstituant*, *modificateur de l'organisme*.

L'eau-mère, au contraire, ne sert que d'adjuvant ajouté à l'eau salée pour atténuer l'effet excitant de celle-ci : c'est un agent *sédatif*. D'après M. le docteur Rondot, médecin des hôpitaux de Bordeaux, professeur agrégé à la Faculté, elle possède une double modalité curative, s'exerçant aussi bien sur les lésions d'origine bacillaire qu'elles enraient que sur l'ensemble des processus organiques de nutrition au ralentissement de laquelle elle s'oppose dans une très large mesure. Son activité thérapeutique est due à sa minéralisation qui, comme l'indiquera le tableau comparatif ci-après, peut être avantageusement mise en parallèle avec ses similaires.

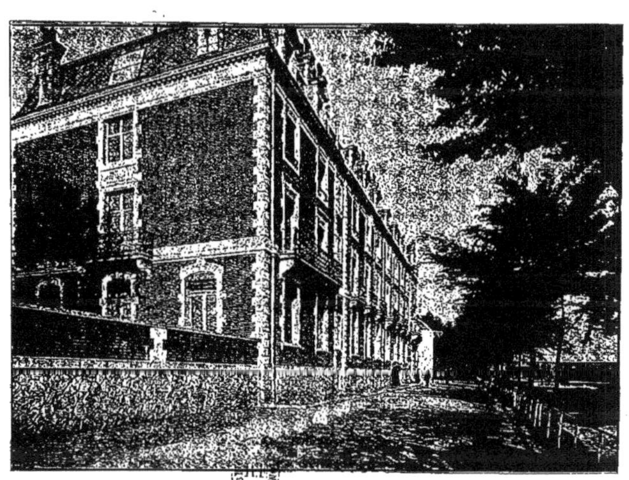

ÉTABLISSEMENT THERMAL DES BAIGNOTS

Vue prise de la promenade des Baignots.

	DAX — Willm (1891).	SALIES-DE-BÉARN — Willm (1886).	SALINS (JURA) — Réveil (1863).	SALINS-MOUTIERS (SAVOIE) —	BIARRITZ BRISCOUS	LA MOUILLÈRE (BESANÇON) —
Densité à 15°.	1270	1255				1224,40
— à l'aréomètre. . . .				30°		26°0
Chlorure de magnésium. . .	232gr541	231gr814	60gr0084	»	257gr176	51gr463
— de sodium.	41 722	44 172	168 0400	256gr537	99 971	234 681
— de potassium . . .	40 975	35 827	»	0 281	14 596	21 496
— de lithium.	0 536	1 050	»	»	1 150	
Bromure de magnésium. . .	6 625	10 313	»	»	10 215	
— de potassium . . .	»	»	2 8420	»		2 250
Iodure de sodium.	traces	0 018	traces	»	0 013	traces
Sulfate de sodium	34 577	17 815	22 0600	»	10 650	12 024
— de potassium . . .	24 699	21 830	68 5856	7 830	15 244	»
— de magnésium . . .	15 132	15 055	»	15 758	9 030	»
— de lithium	»	»	»	0 311	»	»
— de calcium	néant	néant	»	2 080	traces	0 052
Silice, fer, alumine.	»	»	»	»	0 358	
	390gr807	377gr894	322gr4360	282gr797	418gr403	322gr866

Les eaux salées et les eaux-mères s'emploient en *bains* et *compresses*.

On ne les utilise qu'étendues d'une certaine proportion d'eau minérale chaude.

MODE D'EMPLOI ET INDICATIONS DES EAUX CHLORURÉES SODIQUES FORTES ET DES EAUX-MÈRES

Les premiers bains sont généralement donnés à une faible minéralisation ; on débute par quelques litres, et ensuite, par une progression régulière, plus ou moins rapide, on arrive à la dose maxima qui, ou bien sera conservée jusqu'au bout sans diminution, ou coïncidera avec la fin de la cure. D'ordinaire on débute par un bain dit *quart sel*, c'est-à-dire un quart d'eau salée pour trois quarts d'eau et on termine par *pur sel*, c'est-à-dire par un bain exclusivement composé d'eau chlorurée sodique.

Leur durée varie suivant la susceptibilité personnelle, l'âge du malade, la maladie, etc., etc., entre 15 et 45 minutes.

Ils ne sont pris qu'une fois par jour et à une température moyenne de 35° centigrades.

Les applications locales des eaux salées sont très nombreuses, et il nous suffira de signaler les cas très fréquents où on les emploie en lavages, irrigations, injections vaginales, etc.

L'emploi de l'eau-mère en compresses est également de pratique courante, lorsqu'on cherche un effet résolutif local (engorgements ganglionnaires, certaines arthrites, fibromes utérins, etc., etc.).

La forte minéralisation de ces eaux indique assez clairement qu'elles ne constituent pas un de ces moyens inoffensifs dont on dit couramment que « s'il ne fait pas de bien, il ne fera sûrement pas de mal ».

Elles sont au contraire un agent très actif et très puissant qui, manié imprudemment, peut être très nuisible. Aussi ne saurions-nous trop engager les malades qui viennent à Dax dans l'intention de prendre ces bains, à demander l'avis d'un médecin de la station et à ne rien entreprendre sans ses conseils.

Nous devons signaler une particularité relative à l'administration des bains salés et qu'on ne retrouve qu'à Dax.

En effet, tandis que dans presque toutes les stations chlorurées sodiques on est obligé d'ajouter à l'eau salée de l'eau *artificiellement chauffée* jusqu'au degré exigé pour le bain, à Dax nous additionnons le bain d'eau salée ou d'eaux-mères avec *l'eau minérale de la source de la Nèhe.*

Nous ne parlerons pas de l'économie réalisée de ce chef, et qui nous permet de donner les bains à meilleur marché qu'ailleurs. Mais nous ferons ressortir ce fait, qu'à l'action du bain chloruré sodique il vient s'ajouter celle, non moins incontestable, de notre eau minérale chaude.

Il nous paraît hors de doute que la réunion de

20

ces deux éléments d'action constitue une particularité thérapeutique de nature à mettre notre station en relief parmi celles qui font de la balnéation saline.

Nos eaux salines s'adressent tout spécialement au *rachitisme*, au *lymphatisme* et à la *scrofule*, depuis la simple exagération du système lymphatique jusqu'aux désordres les plus profonds produits par la scrofulose.

Les *hypertrophies glandulaires*, les *scrofulides*, les *lésions ostéo-fibreuses*, les *ostéo-périostites*, l'*arthrite* et la *synovite fongueuses*, le *mal de Pott* et *toutes les manifestations essentielles de la diathèse scrofuleuse* seront heureusement modifiés par ces eaux.

Non seulement nos eaux salines modifient profondément la diathèse scrofuleuse, mais elles sont encore très utiles dans tous les cas où on voudra relever la vitalité, ranimer les forces assimilatrices des organes digestifs et respiratoires, faire résorber des dépôts morbides, quel que soit l'organe ou le tissu infiltré, et toutes les fois que les tissus altérés auront besoin d'une force restauratrice qui les mettra à même de réparer les pertes qu'ils ont subies.

Elles seront ordonnées aux *enfants étiolés*, *anémiés*, *affaiblis par une croissance trop hâtive et trop brusque*, *par la réclusion*, *par une alimentation mal réglée ou insuffisante*, *par le séjour prolongé dans un air vicié*, *par la débilitation consécutive aux fièvres longues et graves*, etc., etc.

Elles rendront les plus grands services aux femmes atteintes de *métrites*, d'*endométrites*, d'*aménorrhée*, de *dysménorrhée* et à celles qui sont porteuses de *fibro-myomes utérins*, affection que l'on rencontre si souvent chez les arthritiques.

Au point de vue de ces diverses affections génitales, il n'est pas sans intérêt de faire observer que la cure par les eaux salines sera surtout réellement utile dans les cas anciens, lorsque les symptômes inflammatoires auront disparu, et que l'éréthisme local sera tout à fait tombé.

La cure thermo-saline demande à être pratiquée avec douceur et prudence; sans ces précautions, auxquelles doit tout particulièrement veiller le médecin, le traitement risquerait d'être interrompu par un surcroît de fatigue ou d'excitation qu'on doit éviter.

Nous n'insisterons pas plus longtemps sur la spécialisation de nos eaux chlorurées : elles ont, à Dax, les mêmes propriétés résolutives et reconstituantes que dans les autres stations salines, et les résultats thérapeutiques que l'on obtient de leur emploi ne le cèdent en rien à ceux que l'on constate ailleurs.

Nos eaux salées sont exploitées dans un magnifique établissement que sa belle architecture et son aménagement intérieur placent au premier rang de tous les édifices balnéaires de France.

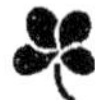

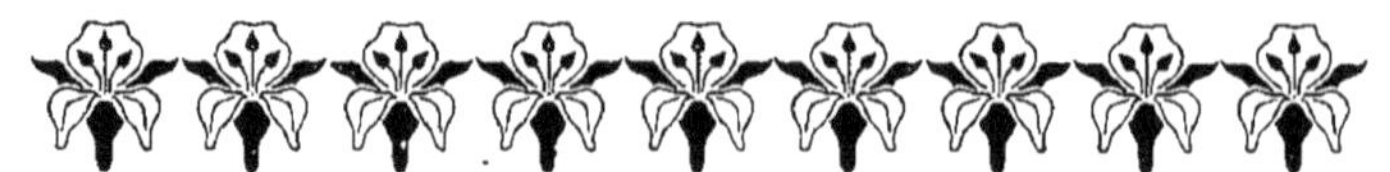

XIII

Pour le Baigneur.
Mémento humoristique.

De la Gare aux Baignots.

Nous avons tâché de faire un exposé clair de la thérapeutique propre à notre station car il peut être intéressant pour le baigneur, voire même très utile, de savoir le pourquoi et le comment du traitement qu'il devra subir pendant son séjour à Dax.

Maintenant il nous semble qu'il ne lui sera pas désagréable, s'il redoute l'inconnu d'un établissement dans un pays autre que le sien, qu'on lui montre à distance le genre de vie qui l'attend pendant une saison aux « Baignots ».

De Dax même nous avons déjà parlé, et le baigneur sait à présent que ses premiers prédécesseurs en mal de rhumatismes cherchant un soulagement à leurs maux, furent les ancêtres des Landais, les sombres habitants des cavernes préhistoriques.

La buée légère et blanche qui s'élève de nos sources chaudes semble dérouler dans ses volutes diaphanes ces ombres lointaines, et du fond des abîmes surgit la longue théorie des êtres de l'époque glaciaire.

Ceux-là, courbaturés et ankylosés par les froids redoutables, trouvèrent tout simplement exquis de détendre leurs membres glacés dans les eaux bienfaisantes et bouillantes.

Sans doute si notre futur baigneur avait vécu à cette époque misérable, il aurait fait de grand cœur ses ablutions dans ces sources bénies sans qu'on ait tant à insister pour le prier de venir à Dax suivre un traitement thermal.

Ce sont donc ces pauvres glacés, habitants des cavernes sombres, qui furent les créateurs de Dax station thermale, et les premiers fondateurs de notre cité. Les siècles passent, et ces bons Romains viennent vite profiter, eux aussi, de l'aubaine des sources chaudes jaillissant du sol généreux de nos Landes.

Ces braves avaient la douce folie des grands thermes de marbre blanc : là seulement ils goûtaient la douceur du repos, la griserie des vins précieux et le parfum des fleurs.

Ainsi le baigneur futur peut se dire qu'en venant chez nous, il y trouvera les plus anciens souvenirs des âges disparus.

Je suppose qu'on décide le malade à partir. Le voilà débarquant à Dax, et sa feuille de route porte comme indication l' « *Établissement thermal des Baignots* ».

L'omnibus de l'hôtel le mènera, plus ou moins rapidement, à travers un quartier populeux de Dax, le long d'une artère assez large pour notre petite ville si déchue de son antique splendeur.

Mais voici le pont jeté sur l'Adour unissant « le Sablar » qu'on vient de traverser à la ville de Dax proprement dite.

Déjà, si le voyageur est de ceux dont l'esprit et le cœur sont égayés ou consolés par une vision de nature calme et jolie, il pourra, sur ce pont, jouir de la vue d'une aquarelle délicate, finement nuancée. A main gauche, l'Adour baigne une ligne sinueuse et verte que repoussent dans le lointain les masses splendides d'arbres vigoureux. A l'entrée, se profile la ligne grise des vieux remparts gallo-romains, formant terrasse, et sur lesquels veillent, droits, fiers, énormes, de superbes platanes aux branches étalées.

Vers la droite, le cadre s'élargit, le fleuve est plus vaste : nappe réfléchissante et pure.

Au premier plan, le Casino, très gracieux, domine une esplanade où, l'après-midi, on peut bercer ses songes au son d'un orchestre bien mené! Puis de suite, la ligne ondulante et souple de la rive s'éloigne, verte, le long des eaux calmes. On voit l'échappée d'une allée ombragée, semée de bancs. Dans le fond, le fleuve se courbe et, se profilant sur le ciel pur, voilà « les Baignots », appuyés dans la distance sur les côteaux verts, vieil *oppidum* des antiques *Tarbelles*, ancêtres des Landais.

Enfin voici la vision fuyante des bois qui courent sur les berges, l'horizon lumineux barré par la ligne du pont des voies ferrées qui s'enfuient vers Pau et les Monts.

Si l'arrivée a lieu vers le soir, l'on verra cet horizon irradié par un couchant splendide aux nuances cuivrées et pourpres. Les tons sanglants se posent en plaques rutilantes sur les rives vertes et fleuries, finissant vers les bords pâlis des cieux en traînées lumineuses d'or clair sertissant le bleu passé de l'Infini.

Maintenant l'omnibus contourne le Casino et les Thermes Salins.

En face, quelques magasins; du reste on sera peut-être étonné de trouver dans ce petit Dax des magasins aussi bien achalandés que dans les grandes villes et dont le luxe des devantures pleines de goût luit dans l'ombre des ruelles étroites.

Nouveau crochet par la rue Chanzy, voie parallèle à la promenade des piétons qui conduit aux Baignots, le long de l'Adour. La rue Chanzy est une succession de jolis chalets entourés et séparés par de minuscules jardins fleuris. Au bout de cette rue, une belle et large avenue couverte de hauts platanes, semée elle aussi de bancs favorables au repos.

Enfin c'est la grande terrasse protégeant la partie du parc qui précède l'établissement des Baignots.

Cette fois, c'est le terme du voyage. Et si le temps a paru long au lecteur, il doit en accuser mes digressions intempestives seules, car il a mis tout juste un quart d'heure à franchir la distance de la gare au Baignots.

Jour d'Arrivée.

Quand le lecteur sera près de la grande porte ouvrant sur le hall clair, fleuri d'arbustes, qu'il se souvienne du précepte romain que nous avons déjà cité et que les anciens si sages, gravaient à l'entrée de leurs Thermes :

« *Curæ vacuus hunc adeas locum est morborum vacuus abire queas; non enim curatur qui curat.* »

« *Entre ici libre de soucis, si tu veux obtenir la guérison; celui dont l'esprit est obsédé n'y guérira point.* »

A côté de cette recommandation capitale, nous mettrions une autre devise sur le portique des Baignots, la célèbre maxime, mais aux termes renversés :

« *Vous qui entrez ici, renaissez à l'espérance!* »

Quoique rien ne soit contraire à l'esprit français comme la chose représentée par ce terme : « Établissement Médical », que le malade se rassure en venant dans celui dont nous parlons : il y règne une atmosphère de gaîté, de laisser-aller bon enfant qui, dès les premières heures, rafraîchira tout esprit fatigué.

Aucun décorum, mais chacun y éprouve le sentiment instinctif qu'au lieu d'être perdu dans un caravansérail quelconque, les uns et les autres seront bien vite aussi complètement à l'aise et « en famille » que s'ils n'étaient pas loin de leurs pénates.

Pas de valets gourmés, solennels, à face glabre et fausse, pour lesquels le baigneur n'est qu'un pourboire ambulant ! mais de braves domestiques simples et complaisants, pleins de bonne humeur et d'attention pour les malades.

Peut-être, au début, les trouvera-t-on un peu familiers, un peu sans souci devant les observations — mais bien vite on appréciera leur bonté native et leur simplicité riante.

Du reste, dès le premier jour, on aura l'impression nette d'être dans un pays gai et lumineux, tel celui des vastes landes parfumées et brûlées de vie intense.

Tous ces gens ont le soleil dans les yeux et dans la voix — le rire aux lèvres.

Ils vont et viennent, farceurs et joyeux, parfois un peu bruyants, toujours bienveillants.

Leur langue natale, souple, mélodieuse, chantante, résonne claire sous les hauts corridors; souvent les disputes montent et grondent... l'espace d'un nuage passant... Et leur ardeur furibonde se noie bien vite dans des chants alertes.

Si donc le malade arrive soucieux, tel un beau ténébreux, bien vite son âme se détendra dans la gaîté ambiante. De l'esprit triste les idées moroses s'enfuieront : ombres lugubres et noires. Car inconsciemment, le divin soleil agit, et chasse par ses rayons clairs l'obscurité néfaste.

Dès l'arrivée, le malade passe au visa médical. Une fois le verdict prononcé, on le livre à un diablotin qui surgit tout d'un coup, habillé de rouge. Il emmène le baigneur sans protestation possible, toujours courant et tourbillonnant — telle une flamme vivante.

Le baigneur est alors introduit dans les bâtiments thermaux par une galerie qui va de l'hôtel à l'établissement des bains.

Pour cette première fois, le malade n'aura aucune idée du traitement, car on se contentera de lui administrer un simple bain d'eau minérale destiné à le défatiguer du voyage.

Telles seront les occupations principales de ce premier jour d'arrivée.

La Journée thermale.

Tous les matins, au réveil, les malades sont, dans leurs chambres respectives, passées en revue par nous.

Nous considérons cette mesure médicale comme excellente, car ainsi au jour le jour nous suivons nos malades et d'après les effets du traitement de la veille, nous modifions celui-ci sur-le-champ, sans en laisser dévier les résultats prévus.

Bientôt après cette visite, on apporte au malade

un vêtement spécial : une ample robe de moine en bure blanche, à capuchon pointu.

Le baigneur doit enfiler ce peignoir qui lui permet d'aller au bain sans prendre la peine de s'habiller complètement et dans lequel, au retour, il est à l'abri de l'air extérieur.

L'habit ne fait pas le moine, dit-on; cependant, une fois vêtu ainsi, le malade instinctivement croise ses mains sous les manches amples, baisse les yeux à l'abri de son capuchon pointu, et s'en va d'un pas plus grave et plus lent. Sur sa route, des apparitions semblables le croisent, le suivent ou le côtoient. Le baigneur se sentirait presque enclin à jeter un solennel « salut, frère ». Mais, soudain, sous le capuchon moqueur qui vient vers lui, luisent deux yeux plus doux; quelques mèches soyeuses ombragent le front blanc du pénitent qui s'avance et, sous l'ample robe droite s'entr'ouvrant à la cadence du pas sur des « dessous » moins austères, on discerne la ligne souple d'une silhouette féminine.

Cependant hâtons-nous de prévenir le baigneur qu'il sera gâté si du premier coup telle esquisse se montre à lui. Plus nombreuses, hélas! seront... les autres, rouges, suantes et soufflantes ou parcheminées et ratatinées.

Mais dans la procession qui s'en va lentement, dans cette longue théorie de moines blancs en capuchon pointu... moines d'opéra jouant au naturel le premier acte de *La Favorite*, le malade trouvera parfois de quoi réveiller complètement son esprit somnolent encore, de quoi égayer pour lui cette première partie de la journée thermale.

Voici la galerie vitrée qui va de l'hôtel aux bains, voici le seuil des hauts couloirs fleuris de palmiers gigantesques où les diablotins rouges vont, viennent, procédant à tous les rites.

Les petites cabines habillées de porcelaine blanche alignent leurs portes, côte à côte. Dans l'une, on engouffre le malade, on le dépouille sans pitié de sa longue robe de moine... et du reste! et il se trouve devant deux ou trois marches descendant vers l'abîme... pardon, vers une baignoire creusée dans la profondeur du sol.

Le baigneur y descend sans méfiance. Crac! — ce qui lui paraissait le fond uni de la piscine s'enfonce, il perd pied, et s'enlise dans une boue épaisse.

A peine aura-t-il pataugé quelque peu, que, jusqu'à mi-corps, ou jusqu'au cou, suivant l'ordonnance médicale, il est bel et bien embourbé.

Cette boue noire enserre et presse si bien le patient que, résigné, il ne songe plus à se débattre et reste là, stoïque.

Six, huit, dix minutes se passent et le diablotin survient à nouveau.

Le baigneur s'empresse de remonter les marches et sans doute il a la prétention de surgir de la baignoire tel qu'il y était entré. Erreur profonde! qu'il se regarde piteusement, car le voilà changé en nègre... La boue traître et noire, posée par plaques, le revêt d'un maillot nouveau genre !...

A peine le malade a-t-il le temps de réfléchir à la chose, que le diable rouge brandit non un trident, mais un jet de lance et asperge le patient sans crier gare.

Ça, c'est la douche dite « de propreté » !... Sans elle, sans la pression forte du jet, jamais on n'arriverait à se débarrasser de la boue bienfaisante.

Après la douche, les raffinés se plongent dans une seconde baignoire ; là, enfin, on revient à l'état de la blancheur première. Bien vite, on revêt le patient et il se dirige, un peu brisé, vers sa chambre. Après un premier repas servi au lit, il s'endort volontiers.

Il est inutile de dire que, pour les invalides, deux porteurs munis d'un fauteuil *ad hoc* leur évitent le chemin à faire, des appartements au seuil même de la baignoire et *vice versa*.

A deux heures et demie de l'après-midi, de nouveau par les couloirs, les processions de moines reprennent. De trois à cinq heures, les galeries des bains seront de nouveau en pleine activité.

Cette fois, le malade est campé sur une chaise en bois pour recevoir la douche médicale, dite « douche en pluie », si elle lui est prescrite, suivie de quelques secondes de « douche en jet ».

Pour ceux qui doivent bénéficier de la douche à jet seul, il existe de vastes salles de douches, spacieuses, claires, toutes revêtues de faïence et où se trouvent réalisés les derniers progrès modernes.

Tel est l'ensemble général du traitement, suivi par la plus grande quantité des malades. Et cela suffit à occuper les heures du jour pour une bonne partie du temps.

Les Repas.

Les repas ont de tous temps occupé une place importante dans notre existence. Pendant une saison thermale où toute organisation de vie habituelle est supprimée, où les plus actifs restent désœuvrés, j'ose dire qu'après les heures employées à suivre les traitements, les repas sont la principale occupation du baigneur.

Le premier déjeuner est pris habituellement dans sa chambre par le malade; cependant, s'il le préfère, il peut aussi aller le prendre dans la grande salle. Quelques mots à ce sujet. Une salle à manger influe beaucoup sur les malades, nous l'avons souvent constaté; celle de notre établissement est fort agréable.

Excessivement vaste et claire, elle prend air et jour de trois côtés différents, chacun de ses côtés ayant sept grandes fenêtres.

On y a vue à la fois sur les eaux calmes de l'Adour paisible, sur la route vaste qui s'allonge vers la ville, enfin sur le parc.

Et, nous le répétons, si rien n'est plus appréciable pour provoquer une heureuse digestion ou stimuler un appétit nonchalant que la gaîté et la clarté des pièces où le malade doit manger, il sera, aux Baignots, parfaitement satisfait sur ce point.

Dans cette salle, pas de table d'hôte longue et droite qui n'offre que le coup d'œil immédiat de deux proches voisins, mais un « fer à cheval », puisque telle est l'expression consacrée.

Ainsi, quelle que soit la place occupée par le baigneur, il domine complètement l'ensemble et sa vue peut se laisser distraire par l'observation de tous ceux qui, avec lui, prennent là le repas en commun, ce qui ne l'empêchera pas de faire plus stricte connaissance avec ses voisins.

Peut-être le malade aura-t-il l'heur agréable de se trouver placé près d' « un » ou d' « une » dont la conversation gaie deviendra pour lui le principal charme du séjour passé aux Baignots.

Inutile d'indiquer que, pour les baigneurs qui préfèrent le calme d'une demi-solitude, une autre salle reste à la disposition de ceux qui désirent manger par petites tables de un, deux, etc.

Dans la grande salle commune, que le baigneur ne soit pas trop ahuri en entendant le thème habituel de beaucoup, car il lui arrivera souvent de surprendre des dialogues dans le genre de ceux-ci :

— Êtes-vous content ce matin?

— Très, j'ai énormément sué, pas tant qu'avant-hier, mais plus que la veille.

— Vous avez de la chance! Moi, je ne peux arriver à transpirer.

— Pas de veine! Tenez, votre voisin, c'est autre

chose! Il me le disait tout à l'heure. Son peignoir, sa chemise... tout est à tordre! Il sue, c'est un plaisir! Il dégoutte presque en montant les escaliers!

Et cependant le repas commençait et les services se succédaient...

— Et la boue, en bon état?

— Hum! je vous crois! et sans le nettoyage!

— Sans compter qu'elle sent la vase... cette boue!

— Monsieur est heureux, lui; il n'en essaie pas : il prend des étuves!

— Oui! parlons-en des étuves... c'est là que les transpirations vont bon train!...

J'en passe, lecteur, et des meilleures!...

Les premiers jours, le baigneur se gendarme un peu, il s'y fera bien vite. Son oreille, sans s'offusquer, entendra ces mélopées où *transpirations*, *suées* forment le refrain invariable.

Il trouvera tout simple qu'on sache ainsi publiquement le plus ou moins de « valeur transpirable » de tel ou tel, ses impressions intimes sur la boue noire et onctueuse, et qui sait! peut-être au bout de peu de jours, il se surprendra à dire entre deux bouchées, en se penchant vers une charmante voisine : « Bien transpiré, ce matin? »

En tout cas, on rit de bon cœur pendant ces repas, et le rire dilate la rate, rend l'ingestion et la digestion aisées.

Pour un estomac délabré de rhumatisant endurci, que demander de plus?

Les Distractions.

Le malade sera fixé sur les distractions à prendre hors des Baignots par notre *Guide pittoresque* qui lui donnera là-dessus les renseignements nécessaires.

Les promenades en voiture ou à pied sont nombreuses ainsi que les excursions jolies par la lande vaste ou la riante *Chalosse*. Il y a aussi les reconnaissances autour de très curieux restes archéologiques, les visites aux nombreuses sources thermales du département, autres que nos eaux bouillantes.

Jolis paysages, horizons splendides incendiant l'or des couchers de soleil merveilleux, la splendeur des étendues par delà les « pignadars » bleutés et mystérieux.

A Dax même, il y a surtout le samedi matin, le curieux jour du marché. On y voit de jolies filles; des types rares de beauté; des hommes dont le modèle s'est transmis à travers les siècles; des fleurs, des fruits, des canards, des oies, oh! des oies en quantité, car le foie gras de Ruffec se fabrique surtout dans les Landes; des porcs petits, moyens, grands, ronds et rouges comme des fraises peu mûres, roulant dans les jambes du passant — ou énormes comme des veaux. Si l'on voit tant de porcs, c'est qu'à Dax on trouve des jambons délicieux, car les fameux jambons de Bayonne se préparent dans les Landes.

Mais parlons un peu des distractions spéciales aux Baignots. En été, dans le parc, ce sont les concerts en plein air; les représentations données dans quelque salle, par des artistes de passage, et cela hiver comme été.

Comme on dîne à six heures, les soirées restent propices et longues. Cependant le premier soir, le baigneur sera peut-être étonné de voir soudain, quand *dix heures* s'égrèneront à l'horloge de l'établissement, la porte des salons s'ouvrir, et un garçon très ferme et très décidé, annoncer: « Mesdames, messieurs, il est dix heures! »

Alors on se demande : qu'est ceci?

Un dernier et général traitement? Une douche collective? Le rappel d'un dernier verre d'eau chaude à ingurgiter? Une boisson calmante servie avant la nuit? L'annonce d'un concert quotidien? L'ouverture d'un divertissement réglé?

Mais, pendant le temps que le baigneur mettra à formuler ces diverses hypothèses, il verra, dociles et muets, ses compagnons se lever, puis regagner leurs chambres.

Avant que le dernier soit sorti, le garçon, de plus en plus résolu, tourne les becs de gaz, sans s'inquiéter des présences retardataires. Dix heures, cher lecteur, c'est le couvre-feu général! c'est le signal prescrit de se retirer dans ses appartements privés.

Le baigneur nouvellement arrivé s'étonne, il s'insurge; bien vite il se calme en se souvenant que demain, vers cinq heures, il entendra partout se réveiller la vie et le mouvement. Cependant, il peste un peu parfois! il jure de veiller dans sa chambre. A peine y est-il, qu'accablé par les péripéties thermales du jour, il tombe comme une masse dans un sommeil béat.

Dax, cher lecteur, n'est pas une de ces stations où l'on se soigne vaguement, harcelé par les plaisirs de la grande ville.

C'est l'endroit où l'on vous traite sérieusement, où l'on assure le repos des souffrants, mais c'est aussi l'endroit *où l'on guérit.*

Quelques jours après son arrivée, le malade trouvera que dix heures, c'est bien tard! et il s'en ira au lit, comme beaucoup, vers huit heures et demie ou neuf heures!

Qu'il ne s'en plaigne pas!

C'est le retour à la vie primitive; là on ne fait plus du jour la nuit et de la nuit le jour.

On s'endort avec le soleil, on voit « lever l'aurore », *on est au vert* et carrément.

Douché, baigné, redouché, rebaigné, gavé, nuits calmes, jours sereins : tel est le programme suivi.

Qu'on ne s'étonne pas si le traitement, ainsi compris, reste une merveilleuse chance de guérison durable, de santé reconquise.

Travailler à un tel but, n'est-ce pas, pour un malade, la meilleure des distractions?

CONCLUSION

Dans tout bon prologue — et ceci a voulu en être un pour le baigneur appelé à Dax et aux Baignots — il y a un envoi réservé, exprimant toujours la pensée principale.

Voici pourquoi j'adresse celui-ci à la *baigneuse*, appelée ici.

Car tout le long de mon discours, j'ai parlé d'un lecteur et non d'une lectrice!

Cependant, pour celle-ci comme pour celui-là, les péripéties sont les mêmes, sauf certaines transpositions, naturellement!

Ainsi, il est bien entendu qu'au lieu des diablotins qui baignent, aspergent et douchent, la charmante baigneuse trouvera de bonnes diablesses non moins gaies et avenantes.

Mais, sans doute, il reste à notre future cliente une rancœur dernière : cette boue, cette boue noire... qui s'attache... est-ce bien sûr, non pas qu'elle guérisse! mais qu'elle... n'enlaidisse pas? ce qui est autrement important!

Eh bien! non, et mieux que cela! Cette boue noire et vilaine, il ne faut pas la mépriser, reculer en la voyant avec des gestes de répulsion, et pousser devant elle de petits cris d'effroi, accabler le pauvre docteur, qui n'en peut mais, de protestations véhémentes contre un traitement à si désastreux aspect!

Cette boue est un onguent précieux, souverain

pour blanchir et affiner la peau, et rien ne la vaut sous ce rapport.

Que cette pensée soutienne la baigneuse devant son bain et lui fasse trouver le temps moins long, la cérémonie moins répulsive.

Baigneurs et baigneuses, puissiez-vous donc trouver aux « Baignots » satisfaction, contentement et prompte guérison! C'est là surtout le grand bien que je vous souhaite!

XIV

Climatologie.

Le Sud-Ouest a été longtemps méconnu au point de vue climatique en raison de l'éclat jeté par sa sœur tapageuse : la *côte d'Azur*.

Le voilà cependant sorti de l'ombre, et ses hautes qualités obtiennent le regain de faveur qui leur est dû. Le charme spécial de cette région a été chanté il y a nombre d'années.

Clementia cœli
Mitis ubi, et riguæ largea in dulgentia terræ.
Ver longum brumæque leves, jugea frondea subsunt.

Et ces vers du poète Ausone sont toujours vrais. Il est difficile, du reste, de trouver une région relativement restreinte où tant de paysages divers se trouvent réunis.

Les stations climatiques du Sud-Ouest se partagent en 3 groupes.

1° Le littoral;

2° L'intérieur des terres;

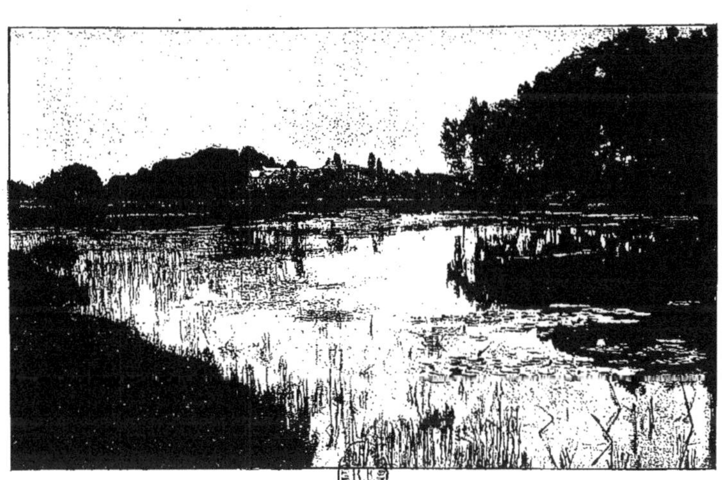

ÉTANG DU BOIS DE BOULOGNE (Voisin de l'Établissement des Baignots).

3° Les Pyrénées.

Dans l'intérieur des terres, à côté de Pau et de Cambo, Dax, à la limite des forêts de pins maritimes, qui, sur une profondeur moyenne de 30 kilomètres, couvrent et protègent le littoral, Dax bâti sur une vaste nappe d'eau chaude qui n'est qu'à quelques mètres de profondeur, possède sous le rapport du climat, outre les avantages des stations hivernales du Sud-Ouest, sa physionomie propre qui en fait un climat de choix.

Ce n'est pas que, scientifiquement parlant, une thermologie plus ou moins élevée ait son importance stricte au point de vue d'un tributaire de la cure d'air; ce qu'il faut demander à une bonne station climatique c'est plutôt une température constante, très égale, c'est encore l'absence des grands froids, la rareté des chaleurs excessives, de la neige, des pluies, des vents. Si à ces titres généraux une station climatologique ajoute les titres particuliers suivants : atmosphère moite et balsamique due à de nombreuses sources thermales et à la proximité des forêts de pins, on est en droit d'affirmer qu'on se trouve en présence d'un climat de choix pour une cure d'air hivernale. Tel se présente Dax.

Avant de résumer rapidement les différents facteurs climatologiques de Dax, il convient de signaler les quelques particularités ayant trait à la topographie médicale du lieu, au sol, à la végétation, tous faits utiles à considérer pour un malade désireux de choisir un bon centre d'hivernage.

Il n'est pas inutile non plus d'étudier le trajet, les habitations, les établissements possibles, enfin les distractions et promenades.

Ce petit travail préliminaire achevé, nous donnerons au lecteur quelques données strictement climatologiques sur Dax *station hivernale*.

I. — TOPOGRAPHIE MÉDICALE
SOL. — VÉGÉTATION

Bien que la ville soit en plaine, il y a tout autour et à peu de distance maint coteau boisé qui varie le paysage.

Nous laisserons de côté la partie située sur la rive droite; elle n'est fréquentée ni par les baigneurs, ni par les étrangers, au moins comme lieu de résidence.

Par le pont du Sablar, en venant de la gare, on débouche sur la place Thiers : à main gauche, ce sont les restes des anciens remparts, couverts de platanes magnifiques et longeant l'Adour à une faible distance; à main droite : le *Casino* et sa terrasse, les *Bains Salins*, puis une autre promenade en aval de l'Adour, faisant pendant à celle des Remparts, allée verte, ombragée ou ensoleillée suivant les saisons, terminée à dix minutes de la ville par l'*Établissement thermal* et l'*hôtel des Baignots*. Enfin, le pont de la voie ferrée de Dax à Pau tranche nettement sur l'horizon gracieux des rives verdoyantes du fleuve dont les eaux vives courent sur fond de sable.

De la place Thiers, voisine de la rive gauche, s'étendent, à droite et à gauche du pont, les différentes rues de la ville : rues assez étroites avec magasins modernes presque luxueux. Peu longues, ces rues aboutissent à une large voie s'étendant de l'Est à l'Ouest. Ce percement bien compris assure avantageusement l'aération de la ville.

Des divers faubourgs l'on arrive vite à la campagne proprement dite, campagne fertile, car nous sommes aux confins de la *Chalosse*, pays riant, très accidenté, aux coteaux pittoresques, couverts de vignes et d'où l'on admire le déroulement des Pyrénées.

De toutes parts s'écartent de Dax de magnifiques routes bien entretenues, plantées d'arbres merveilleux : chênes, ormes, platanes ou pins qui font de ces chaussées d'admirables allées de parc.

Sol. — Le sol des Landes est essentiellement sablonneux. Il absorbe donc l'humidité avec une grande facilité, et les racines des pins l'absorbent également.

A Dax même, le sol est plus mélangé; il ne consiste pas en sable pur, mais les éléments qui le composent ne sont pas un obstacle à sa grande perméabilité.

Végétation. — On a reconnu, lors de la mise

en culture des Landes, que ce sol sablonneux favorise non seulement l'heureuse venue des pins, mais encore la belle croissance des chênes.

Ils y sont de toute beauté et le touriste est étonné de les trouver en ces endroits, réputés à tort si improductifs[1]. Il est surpris de leur rencontre comme de celle d'un vieil ami connu sous d'autres cieux.

On les voit souvent par centaines, plusieurs appuyés les uns contre les autres pour ne pas tomber de vieillesse.

Puis comme nous l'avons dit, les environs de Dax participent de la nature de la contrée appelée la *Chalosse* : pays fertile à végétation variée.

Mais ce ne serait pas suffisant pour expliquer la production splendide des arbres de toute espèce à

1. « Une plaine de sable trempé ne pouvait rien laisser germer; une plaine de sable sec avec engrais convenable donne des grains, des légumes et des fourrages; sans engrais elle nourrit des arbres forestiers. Après l'heureuse réussite des semis de pins on a essayé du chêne. Et dès la première année on s'est aperçu que le chêne se plaît très fort dans le sable.

« Tout le monde s'attendait à trouver qu'un arbre lancé si vite serait mou, creux ou léger. Eh bien non! Le chêne des dunes a trouvé le secret de grandir comme le saule et de durcir comme le fer. C'est une chose qu'il faut voir pour y croire. Les ingénieurs de la marine sont venus ici, ils n'ont pu que vérifier les faits, ôter leur chapeau et donner leur langue au chat. Le chêne est bon, le chêne n'est pas un bois blanc, il se vend cher sur la place de Bordeaux.

« Il faut voir danc le parc des Baignots plusieurs magnifiques sapins du Nord.

« En aval de l'Etablissement, on atteint la forêt de Saint-Vincent où les chênes croissent avec une rapidité extraordinaire : en 50 ans, ils atteignent 2 m. 50 de tour. » (*Guide Joanne.*)

Dax et dans ses environs immédiats. Pour nous, nous en voyons la cause certaine dans la présence de cette nappe souterraine d'eau chaude qui fait de la ville et de sa banlieue une oasis merveilleuse au milieu de la région plus uniforme des Landes proprement dites.

Nous avons dans nos sources un agent trop peu utilisé, aux ressources infinies et qui pourrait transformer le pays en serre fantastique aux fleurs rares et merveilleuses à côté de cultures d'arbres à essences infiniment diverses. Car cette présence souterraine des eaux chaudes peut aider à la production des espèces les plus méridionales, tout en assurant une poussée splendide aux variétés plus septentrionales.

Dax est l'entrepôt principal des denrées du pays; avantage des plus importants pour une ville d'étrangers. Chaque semaine y affluent régulièrement les céréales, les résines, les légumes et les fruits les plus variés.

La volaille y est fort belle; on y élève en liberté des bandes d'oies et de canards; le gibier abonde.

Ajoutons que la population landaise est hospitalière, sympathique, point encore gâtée par une civilisation malsaine et vicieuse; et, ce qui ne manque pas d'importance, la vie est d'un bon marché remarquable.

Voilà, nous le croyons du moins, bien des titres sérieux pour une station climatique. Nous allons voir maintenant quelles sont les ressources d'installation possibles, quels amusements sains et en plein air offre le pays, quelles promenades intéressantes et belles, avant de passer à l'étude climatique hivernale proprement dite.

II. — TRAJET. — HABITATIONS ÉTABLISSEMENTS

Rien n'est plus facile que d'arriver à Dax. Cette ville heureuse, à la fois voisine de l'Atlantique, des Pyrénées, de l'Espagne, est, pour ainsi dire, aux portes de Bordeaux.

En effet, c'est une des grandes stations de la voie ferrée directe de Paris-Bordeaux-Madrid-Lisbonne.

Là s'arrêtent tous les trains, y compris les express, les rapides de luxe et les wagons-lits.

De Paris, on arrive à Dax en onze heures; de Bordeaux, en deux heures et demie; de Biarritz, en une heure; de Pau en une heure et demie; de Lourdes en deux heures et demie.

L'Étranger s'arrêtant à Dax, je parle de celui qui y viendrait simplement pour une saison climatique hivernale, choisira de préférence la partie de la ville située sur la rive gauche de l'Adour.

Je ne lui conseillerai pas d'habiter le noyau même de la ville où du reste il n'y a rien à louer de spécial pour les malades.

On commence à bâtir, un peu en dehors de la cité, de petites villas, bien exposées, confortables et bon marché. On trouvera des maisons entières, des chambres avec pension dans les rues du Tuc d'Eaüze, Chanzy, boulevard de la Marine, rues qui sont plutôt des routes bien exposées, à l'entrée de la campagne.

En ville il y a plusieurs hôtels.

Le malade pourra loger également dans les établissements thermaux, où descendent directement les malades qui font une cure thermale, mais où l'on reçoit volontiers, l'hiver, les étrangers venus seulement pour une cure d'air. L'installation leur faciliterait au besoin une double saison, s'il y avait lieu.

Je donnerai en particulier quelques détails sur l'*Établissement des Baignots*, qui me paraît le plus propre de tous à recevoir des malades pour cures d'air, par sa situation en pleine campagne et le grand parc dépendant de la maison. En effet, il me paraît contre-indiqué pour des malades ou des convalescents, et la question loyalement et impartialement envisagée, d'aller séjourner dans l'intérieur de la ville.

Du reste, je ne parle pas de la situation favorable des Baignots seulement, car si tel était le cas, j'aurais beau protester, je serais irrémissiblement accusé de motifs intéressés; mais je dis tout autant de bien de la partie du pays qui avoisine les Baignots.

Cependant, pour ne pas être accusé de partialité, je reproduis les lignes suivantes émanant d'un malade ayant séjourné dans le pays.

Voici une partie de la lettre que m'adressait ce correspondant aussi aimable que savant :

« Quand un malade se résigne, pour cause de santé, à faire de grands frais de déplacement, à quitter son milieu, ses habitudes, ses occupations, il va de soi que de tels sacrifices demandent comme compensation des avantages sérieux d'installation et de conditions climatiques qui offriront un progrès incontestable sur les anciennes conditions de vie du malade et assureront ainsi le rétablissement et la guérison.

« C'est parce que j'ai fait quelques expériences de ce genre, qui peuvent être utiles à plusieurs, que je me fais un plaisir de raconter ce que j'ai vu, impartialement étudié, et de narrer, si imparfaitement que je puisse le faire, les quelques observations que j'ai pu noter sur une installation à Dax considérée en tant que *station climatique hivernale.*

« Ici, comme ailleurs, le malade ne doit s'en rapporter qu'à lui-même, tout avis de son médecin pris en considération naturellement.

« En effet, soit mauvaise foi de la part des gens du pays (espèce : propriétaire), soit plutôt ignorance de leur part, le malade est souvent trompé.

« Nous voulons admettre plutôt l'ignorance (en tout cas cela est vrai pour le Landais, autrement franc que le Béarnais ou le Méridional du Sud-Est), car avec la meilleure volonté du monde, ils peuvent ne pas savoir à quel point tel ou tel petit détail qui passera inoffensif pour beaucoup, peut compromettre toute une saison pour quelques malades.

« Mais revenons à Dax. Ici, comme partout, quand il s'agit d'un malade demandant à faire une cure d'air, il faut choisir les environs de la ville. En effet, un air si pur soit-il, est forcément vicié par la présence de l'homme et de ses moyens d'existence, quelle que soit d'autre part l'excellence des règles hygiéniques suivies.

« Il me paraît donc peu indiqué, pour des malades de ce genre, d'aller séjourner dans certains établissements situés en ville par exemple, qui n'ont qu'un simple parterre tenu dans l'ombre en partie par l'hôtel même et où le malade (cela m'est arrivé), en sortant, se butera d'un côté à l'Adour et de l'autre aux petites rues de la ville.

« Le grand remède d'un malade envoyé l'hiver hors de chez lui, c'est le séjour à l'air libre, et cela à proximité immédiate, si possible, de son habitation même.

« Comme région la plus favorisée, je choisirai la partie de la campagne s'étalant sur la rive gauche de l'Adour, région plus chaude, vu la présence souterraine des eaux chaudes, et, de plus, entourée de forêts.

« Dans cette partie se présente tout d'abord l'*Établissement des Baignots*. Il est trop méconnu sous le rapport du confort de l'installation. Étant le plus ancien des établissements du pays, il semble qu'il soit toujours resté ce qu'il fut jadis; très vieux, et par trop primitivement organisé.

« De nos jours, ceci est passé à l'état de légende.

« J'ai moi-même été fortement trompé à ce sujet.

« Je n'ai pas à faire ici de réclame pour l'établissement, mais dans l'intérêt de ceux pour qui on m'a prié d'écrire ces lignes, je peux leur dire en toute bonne foi qu'ils trouveront là en hiver :

« 80 chambres au moins, exposées en plein midi. Des fenêtres, la vue s'étend sur un parc très large, très artistiquement dessiné, ce qui ne gâte rien, où l'air arrive balsamique et pur, tandis que le vieux *Pouy d'Eaüze* sert d'arrière-plan au paysage offrant à l'œil ravi ses hautes futaies admirables.

« Le malade trouvera comme moi, en plus, dans l'Établissement, une très bonne alimentation, puis la facilité d'un traitement thermal.

« Enfin il y a les grands Bains nouveaux, très luxueusement modernes, communiquant avec la maison, les promenades faciles et variées dans le parc chauffé par la nappe d'eau chaude le traversant sous terre à peu de distance du sol dans toute son étendue; et à ses portes même, la campagne avec les routes ensoleillées au milieu des bois.

« En quittant le parc abrité par le Pouy d'Eaüze nous trouvons une région élevée, admirablement disposée pour des installations de tout genre. Il faudrait suivre un rayon partant de l'établissement et s'éloignant en profondeur.

« Il serait facile d'y organiser des habitations simples et confortables.

« Ajoutons, que tout en jouissant du plein soleil,

d'un air pur, du voisinage des forêts de pins, on est à cinq minutes de la ville et du service médical de l'Établissement des Baignots.

« Service assuré supérieurement de jour et de nuit [1]. »

III. — DISTRACTIONS ET PROMENADES.

Elles abondent : nous parlons des distractions saines, à l'air libre, propres aux malades qui nous occupent.

Il ne manque à ces ressources infinies qu'un effort sérieux d'organisation, car elles sont trop peu connues et trop peu utilisées.

Il existe à Dax un très beau *Casino* avec orchestre jouant durant la belle saison sur une terrasse large et spacieuse.

Du jour où l'on se sera décidé d'une manière pratique à mettre Dax en honneur comme station climatique hivernale, il sera très facile d'avoir des auditions de bonne musique en plein air.

Cela se pratique à Pau journellement, de deux à quatre heures; or, nous le verrons dans la suite, la température hivernale de Dax est supérieure à celle de la capitale du Béarn.

Rien ne s'oppose à cette heureuse distraction. Il suffira de choisir un bon emplacement, un peu en dehors de la ville, pouvant servir de but de prome-

1. Depuis que cette lettre nous est parvenue, on a installé aux Baignots un calorifère alimenté par les eaux des Geysers.

nade. Les endroits ensoleillés et abrités abondent : on n'aura que l'embarras du choix.

Enfin, Dax offre deux espèces de distractions des plus agréables, la chasse et la pêche.

En plaine, dans la Lande, le gibier abonde et il y a beaucoup de sangliers. On peut donc se passer avantageusement de la lancée d'un renard étique sous bois, comme cela se pratique dans certains endroits.

Voici la Lande verte, la Lande infinie; il y court des perdrix rouges, des lièvres, des bécasses, des bécassines.

La chasse organisée serait une ressource précieuse pour l'étranger.

Le long de l'Adour, les pêches sont faciles autant que miraculeuses.

N'oublions pas le coup d'œil si pittoresque des courses Landaises, et pour les amateurs (nous disons ici les « aficionados »), celui des courses de taureaux, ces dernières données comme en Espagne et avec le même luxe de mise en scène, à la fin d'août.

Enfin la race des petits chevaux landais est renommée parmi les connaisseurs. Rien de plus simple que d'installer des locations de ces petits chevaux nerveux, infatigables, que l'étranger aura plaisir à monter ou à conduire lui-même en coquets attelages.

Les routes sont splendides, les promenades aussi. Pour tout ce qui les concerne avec détail, nous renvoyons le lecteur à notre ouvrage : *Dax pittoresque*.

IV. — HUMIDITÉ (VAPEUR D'EAU. BRUMES. PLUIE.)

Nous abordons maintenant l'étude de la climatologie de Dax proprement dite. Passons en revue les principaux éléments d'un climat et voyons, au sujet de Dax, comment se comportent ces mêmes éléments.

Vapeur d'eau. — « L'action physiologique d'un air à haut degré hygrométrique, dit le docteur Lalesque [1], est d'atténuer aussi bien le fonctionnement de la peau que celui du poumon. En même temps que la peau fonctionne moins, les reins y suppléent et les urines deviennent abondantes, claires, éliminant les produits excrémentitiels qui seraient obligés de prendre une autre voie, peau ou surface pulmonaire, et deviendraient une source d'irritation indirecte.

« En diminuant les fonctions cutanées, on atténue les sueurs si préjudiciables aux phthisiques et en facilitant l'expectoration, on épargne les forces du malade, de même qu'on préserve les surfaces respiratoires d'efforts toujours pénibles et graves. »

Dans sa remarquable étude climatologique, *Weber* décrit magistralement le rôle de la vapeur d'eau. Il dit « qu'elle est aussi essentielle à la vie organique sur notre globe que l'oxygène, car c'est elle qui est le grand régulateur de la distribution de la chaleur à la surface de la terre ».

1. *Arcachon, ville d'Été, ville d'Hiver.*

Moyennes hygrométriques annuelles.

(Observations de 19 années.)

ANNÉES	MOYENNES	OBSERVATEURS
1866	79.08	École normale de Dax.
1867	84.88	—
1872	81.43	—
1873	84.55	Docteur Raillard.
1874	83.04	—
1875	87.97	Coudanne, pharmacien.
1876	87	—
1877	84.25	—
1878	87.09	École normale de Dax.
1879	84.04	—
1880	77.63	—
1881	80.56	—
1882	83.05	—
1889	81.75	—
1890	82.06	Observatoire de la Ville.
1891	77.02	—
1892	75.06	—
1893	74.05	—
1894	77.04	—
MOYENNE GÉNÉRALE.	81.66	

Tyndall la compare à un manteau protecteur étendu sur une région.

Et à la suite de cette phrase citée par lui, *Weber* ajoute : « Par suite, les climats dont l'air est humide présentent des variations beaucoup moins grandes relativement au jour et à la nuit. »

Le degré élevé d'hygrométrie (81.66) de Dax est l'une des causes de l'uniformité de sa température hivernale. Cet état spécial s'explique par l'immense dégagement de vapeurs que produisent les sources hyperthermales ; il contribue à produire les effets de sédation si marqués qu'éprouvent non seulement les malades, mais encore tous les étrangers qui arrivent à Dax.

Moyennes hygrométriques saisonnières.

(Observations de 19 années.)

ANNÉES	HIVER	PRIN-TEMPS	ÉTÉ	AUTOMNE	OBSERVATEURS
1866	83.03	75.03	79.03	81.05	École normale de Dax.
1867	84.01	92.07	73.04	87.02	—
1872	83.01	75.03	76.08	90.04	—
1873	85.03	83.06	84.07	84.06	Docteur Raillard.
1874	83.02	83.08	83.02	83.04	—
1875	97	90	80	84	Coudanne, pharmacien.
1876	94	87	82	85	—
1877	93	83	80	81	—
1878	97	89	81	84	—
1879	89.03	83.07	80	84.06	École normale de Dax.
1880	71.03	67.06	76.02	87.02	—
1881	81.02	80.02	80.03	80.05	—
1882	82.07	80.02	83.09	85.03	—
1889	84.03	78	77	88	—
1890	88.08	70.06	76.01	91	Observatoire de la Ville.
1891	78.09	74.01	77.06	78.01	—
1892	78.01	71.04	65.08	84.08	—
1893	83.02	67.04	68.02	80.01	—
1894	83.05	74.03	79.03	79.03	—
MOYENNES.	85.08	79.03	77.87	83.97	

Le degré d'humidité importe beaucoup aux fonctions respiratoires.

L'expectoration est grandement facilitée.

L'évaporation cutanée est diminuée.

Sans doute trop d'humidité nuit, mais assez d'humidité ne nuit point, il s'en faut, et comme dit Weber : « l'irritation de la muqueuse respiratoire est diminuée ».

Or, à Dax, à l'air libre, la vapeur d'eau chaude est constamment répandue dans l'atmosphère et respirée par le malade. Cette hygrométrie thermo-minérale nous semble s'adapter à une certaine période et à une certaine modalité de la tuberculose pulmonaire, alors que le tissu pulmonaire présente des plaies béantes accessibles à l'action de l'air, le seul agent du dehors qui puisse arriver jusqu'à elles. A cet état, ce qui devient nécessaire pour calmer une irritabilité proportionnelle en quantité et en étendue à la surface malade, ce qu'il faut par-dessus tout, c'est un air doux tel qu'il peut résulter de l'union d'une certaine uniformité de chaleur et d'humidité tempérée.

On voit le bienfait que certains malades pourraient retirer de la respiration prolongée de cet air, et puisque de nos jours, les *vaporaria*, les inhalations de tout genre ont pris un si grand développement, n'y aurait-il pas lieu d'installer à Dax, d'une manière méthodique et scientifique, un établissement pratique d'inhalation des vapeurs d'eau?

Moyennes des jours de brouillards par saisons.

(Observations de 22 années.)

ANNÉES	HIVER	PRINTEMPS	ÉTÉ	AUTOMNE	OBSERVATEURS
	Jours	Jours	Jours	Jours	
1866	10	1	4	23	École normale de Dax.
1867	16	1	7	7	—
1872	2	1	0	13	—
1873	3	3	0	10	Docteur Raillard.
1874	14	4	0	1	—
1875	4	4	0	9	Coudanne, pharmacien.
1876	6	4	0	11	—
1877	1	1	8	16	—
1878	11	7	0	6	École normale de Dax.
1879	5	4	0	10	—
1880	4	3	0	8	—
1881	15	6	0	7	—
1882	21	1	0	17	—
1889	13	4	0	2	Observatoire de la Ville.
1890	11	2	0	2	—
1891	9	0	0	9	—
1892	5	0	0	3	—
1893	12	0	0	6	—
1894	9	1	0	2	—
1895	8	4	0	11	—
1896	10	3	0	9	—
1897	12	5	0	14	—
MOYENNES.	9.9	2.6	0.8	8.9	

Sur les griffons mêmes des sources chaudes dont l'abondance est merveilleuse cette installation serait aussi facile que peu coûteuse.

Brumes et brouillards. — Sans doute, et la faute en est à l'Adour, nous avons des brouillards à

Dax; mais nous l'avons dit plus haut, il n'y en a plus depuis *dix heures* du matin et ils ne reparaissent qu'à *cinq ou six heures* du soir : la journée médicale est donc sauve. Et une fois disparus, ces brouillards ne laissent après eux aucune humidité malsaine.

Régime des pluies. — Voici un tableau de la hauteur des pluies et du nombre de jours de pluie par saisons, pendant cinq années, relevés à l'Observatoire de Dax : nous le devons à l'obligeance de M. Schleich, secrétaire en chef de la Mairie de notre ville, chargé des observations météorologiques.

ANNÉES	NOMBRE DES JOURS DE PLUIE PAR SAISONS				QUANTITÉ DE PLUIE EN MILLIMÈTRES TOMBÉE PAR SAISONS			
	Printemps	Été	Automne	Hiver	Printemps	Été	Automne	Hiver
1890	41	25	28	21	284	159.5	339.1	170.9
1891	44	22	26	17	280.7	228.7	301	106.9
1892	28	20	34	32	211.1	174.7	349.6	299.1
1893	9	5	27	17	49.6	31.6	223.9	179.5
1894	12	8	12	9	166.4	120.5	145	71.4
TOTAUX. .	134	80	127	96	991.8	715.0	1358.6	827.8
MOYENNES.	26	26	25	19	198.3	143.0	271.6	165.5

V. — NEIGE

La neige est très rare à Dax, — les jours où elle tombe en hiver sont si rares, qu'on se souvient seulement des années où elle a paru.

Tombe-t-elle? alors elle fond très rapidement.

La neige est tombée à Dax 8 fois en cinq années :

En 1890, 2 fois, le 3 mars et le 18 décembre (couche de 0 m. 02 chaque fois).

En 1891, 1 fois, le 16 janvier (couche de 0 m. 06).

En 1892, 2 fois, le 10 janvier (couche de 0 m. 04), et le 31 mars (couche de 0 m. 02).

En 1893, 1 fois, le 9 novembre (couche de 0 m. 01).

En 1894, 2 fois, le 6 janvier (couche de 0 m. 11), et le 31 décembre (couche de 0 m. 03).

VI. — ALTITUDE. PRESSION BAROMÉTRIQUE. ÉTAT ÉLECTRIQUE

L'**altitude** est de 18 mètres environ ; donc très faible, et convenant à une foule de malades.

Pression barométrique. — La moyenne pendant cinq années (de 1893 à 1897) a été de 763 mm. 7. Durant cette période la moyenne la plus élevée a été observée en juillet : 766 à 770 mm., et la plus basse en avril : 760 mm. 4.

État électrique. — Il est beaucoup moins sensible qu'à Pau. Phénomène curieux : l'orage n'éclate pas souvent dans la région de Dax, et, quand il a éclaté, il laisse la température rafraîchie et comme renouvelée. Il résulte d'un tel phénomène météorologique que même au plus fort de l'été le malade, à Dax, ne sera pas comme à Pau, soumis à une perpétuelle tension nerveuse due à ce qu'à Pau, il existe continuellement un état orageux latent amenant régulièrement et quotidiennement dans cette ville un orage à l'état aigu, non moins désagréable et non moins éprouvant pour les séjournants.

VII. — LES VENTS

Dax est abrité contre les vents du Nord et surtout du Nord-Est par d'immenses forêts de pins.

Le vent d'Ouest est le vent dominant, mais il arrive toujours brisé par ces forêts : c'est un vent salutaire chargé d'émanations marines, doux, ayant passé sur le Courant Golfier.

Les vents du Sud, si irritants, se sont au contraire rafraîchis sur les cimes neigeuses des Pyrénées.

Quand le vent est à l'Est ce n'est qu'une brise légère : c'est le beau temps.

Moyenne des vents par saison (de 1890 à 1894).

SAISONS	NORD	SUD	EST	OUEST	NORD-OUEST	SUD-OUEST	NORD-EST	SUD-EST
Hiver	81	26	3	157	266	116	45	8
Printemps . .	70	29	11	235	301	124	52	12
Été	53	19	11	290	327	123	36	9
Automne. . .	66	30	4	190	312	138	24	11

Donc, les principaux vents qui soufflent à Dax sont, par ordre de fréquence, ceux du Nord-Ouest, d'Ouest et du Sud-Ouest. Viennent ensuite les vents de Nord, de Nord-Est, de Sud-Est et d'Est.

Il résulte, en outre, d'observations nombreuses et répétées, que les vents de Sud-Ouest, d'Ouest et de Nord-Ouest sont ceux qui amènent le plus fréquemment la pluie, ceux également qui donnent les chutes d'eau les plus abondantes, puisque :

Avec le vent de Sud-Ouest, la moyenne de chaque jour de pluie est de.	11mm,14
Avec le vent du Nord-Ouest, la moyenne de chaque jour de pluie est de.	9mm,74
Avec le vent d'Ouest, la moyenne de chaque jour de pluie est de.	9mm,48
Tandis qu'avec le vent Nord-Est, la moyenne de chaque jour de pluie est de.	2mm,82
Tandis qu'avec le vent d'Est, la moyenne de chaque jour de pluie est de.	2mm,25

VIII. — LA LUMINOSITÉ

Elle est très belle et sans aucun des inconvénients des pays à ciel très pur en été et couvert en hiver.

L'air étant d'une absolue limpidité, la lumière éclate sans obstacle.

Nous avons en été des soirées pareilles à celles d'Orient, avec un ciel lumineusement bleu jusqu'après dix heures.

S'il y a des jours où l'on signale la présence du brouillard, il n'en est guère qu'on puisse appeler des jours brumeux.

Voici un tableau fourni par l'Observatoire de la Ville et indiquant le nombre de jours couverts par mois pendant 4 années.

Ciel couvert toute la journée.

MOIS	1894	1895	1896	1897
Janvier	6	8	2	12
Février	4	10	4	12
Mars	4	1	5	6
Avril	5	1	4	10
Mai	10	3	0	7
Juin	4	2	2	1
Juillet	2	1	1	3
Août	3	1	1	3
Septembre	2	0	2	2
Octobre	6	8	9	0
Novembre	13	4	15	2
Décembre	15	10	12	5
TOTAUX	74	49	57	63

IX. — L'OZONE. PURETÉ DE L'AIR SALUBRITÉ

L'ozone est abondant à Dax; cela tient à deux causes : au voisinage de la mer (30 kilomètres), rapprochée, pour ainsi dire, par la prédominance du vent d'Ouest, et surtout aux émanations résineuses des vastes forêts de pins qui entourent la station. On n'ignore pas l'heureuse influence que ces émanations térébenthinées peuvent avoir sur la marche de certaines affections broncho-pulmonaires. Il paraît, en effet, aujourd'hui démontré qu'un grand nombre d'essences et en particulier l'essence de térébenthine répandues dans l'air, accroissent les proportions d'ozone qu'il contient, et que les bois de pins en particulier ozonisent l'atmosphère.

On sait, d'autre part, que, par sa puissance oxydante, l'ozone détruit rapidement les organismes inférieurs qui provoquent la putréfaction ; il purifie l'air : une atmosphère riche en ozone est très favorable à la santé. C'est parce qu'il arrête la putréfaction que l'ozone jouit d'une influence si favorable dans les cas de bronchite putride et de gangrène pulmonaire.

Sous l'action des inhalations de ce gaz mêlé à l'air on voit l'odeur et la quantité de l'expectoration diminuer rapidement et l'état général s'améliorer.

D'après les expériences de *Binz*, l'ozone posséderait aussi des propriétés calmantes : des observations ont confirmé ce fait et prouvé que l'ozone exerce une certaine action sédative sur les organes de la respiration.

A ce titre, l'atmosphère de notre région doit être salutaire dans certaines affections des voies respiratoires.

D'autre part, l'abondance de l'ozone met notre pays à l'abri du fléau des stations chaudes à hygrométrie élevée où l'on a souvent à redouter la présence d'un grand nombre de spores et de germes malsains.

L'ozone abondant, c'est la pureté de l'air ; il assure à Dax les avantages d'un climat humide et chaud sans les inconvénients habituels inhérents à ces catégories de climat.

Salubrité. — La ville est saine, sans aucune épidémie.

Déjà en 1787, avant bien des améliorations nécessaires, aujourd'hui réalisées, M. Grateloup, médecin à l'hôpital de Dax, constatait ce fait que : « les courants d'air y sont plus sensibles et plus salutaires depuis les immenses coupes de bois qu'on y a faites. Les habitants vivent longtemps; les octogénaires sont nombreux, *la population florissante.* »

Quand dans un pays la population pauvre est, malgré les privations, robuste et saine, on peut dire beaucoup de bien de l'air dans lequel elle vit.

On y ignore généralement la poussière, véhicule néfaste de tant de principes morbides.

X. — LA TEMPÉRATURE

Le climat de Dax est caractérisé par une *température constante, très égale, élevée, par l'absence de grands froids et par une atmosphère humide et balsamique* due aux nombreuses sources thermales et à la proximité des forêts de pins.

Les premières observations météorologiques faites à Dax ont été recueillies par *de Borda* à l'Observatoire qui porte encore son nom[1]. Elles comprennent les années 1781-1782-1783-1784. A cette époque, on ne songeait guère, on en conviendra, à accommoder l'interprétation des chiffres aux besoins de la cause!

1. Au milieu du Bois des Lazaristes, au-dessus de l'Etablissement thermal des Baignots.

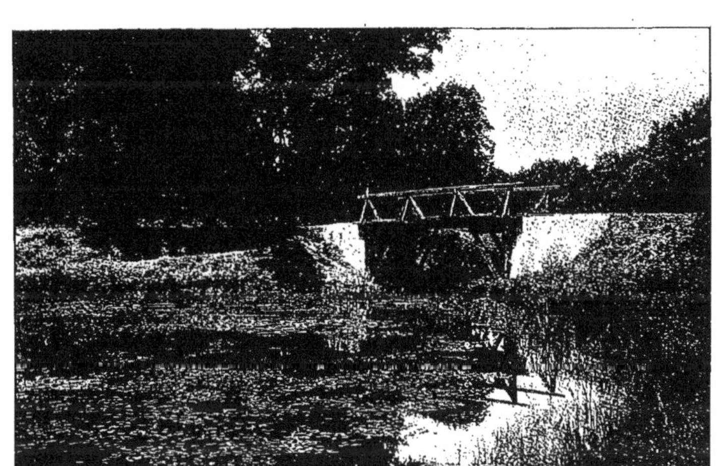

UN COIN DU BOIS DE BOULOGNE

Moyennes thermométriques pendant ces quatre années.

De l'hiver	7°2
Du printemps.	13°2
De l'été.	20°9
De l'automne	13°4

Dans un mémoire publié dans les *Annales de la Société d'Hydrologie médicale de Paris*[1], M. le docteur Raillard a publié une partie des observations météorologiques du savant physicien, observations qu'il a retrouvées dans les *Mémoires de la Société de Médecine.*

Les différences que l'on constatera entre les moyennes de de Borda et celles que nous publions, s'expliquent par ce fait que le savant physicien observait sur une colline située à 600 mètres environ de la ville et par conséquent en dehors de l'action des sources thermales, tandis que l'observatoire actuel de Dax, où ont été relevées nos moyennes, se trouve au jardin public, dans l'intérieur de la ville. Sauf ces légères différences, les observations de de Borda sur la température annuelle et saisonnière, sur le nombre des jours de pluie et les vents dominants concordent avec les nôtres.

. . . .

Voici un relevé de *vingt-deux années*, comprenant les moyennes thermométriques *saisonnières*, intéressantes surtout pour les médecins et les malades.

1. Tome XXV.

Moyennes thermométriques saisonnières de 22 années.

SAISONS	1866	1867	1872	1873	1874	1875	1876	1877	1878	1879	1880	1881
Hiver. . .	8°63	11°55	11°64	8°02	6°05	8°07	9°06	9°04	4°25	4°12	8°61	9°69
Printemps.	18 24	13 08	15 89	15 02	14 01	17 08	15 04	18 09	14 01	14 71	15 30	16 33
Eté	20 73	20 05	21 58	22 07	23 03	22 04	22 08	20 06	16 05	19 05	21 03	23 72
Automne. .	12 29	10 15	10 41	17 03	15 05	9 09	14 02	10	13 32	16 12	10 04	7 83
OBSERVATEURS :	Observat. de l'Ecole normale.	Observat. de l'Ecole normale.	Observat. de l'Ecole normale.	Docteur Raillard.	Docteur Raillard.	Coudanne, pharmacien.	Coudanne, pharmacien.	Coudanne, pharmacien.	Observat. de l'Ecole normale.	Observat. de l'Ecole normale.	Observat. de l'Ecole normale.	Observat. de l'Ecole normale.

SAISONS	1882	1889	1890	1891	1892	1893	1894	1895	1896	1897	MOYENNES générales des saisons pour 22 ans.
Hiver. . .	7°47	8°09	7°05	5°03	7°01	6°03	6°71	8°07	9°05	10°04	7°87
Printemps.	15 09	13 02	11 08	11 06	10	15 09	12 08	10 02	13	11 01	14 01
Eté. . . .	17 99	19 05	19 06	19 07	21 02	22 02	21 01	19	19 09	19 06	20 08
Automne. .	13 69	8 09	17 04	14 01	5 05	14 02	14 06	19 04	18 07	16 07	12 93
OBSERVATEURS :	Observat. de l'Ecole normale.	Observatoire de la ville.	Observatoire de la ville.	Observatoire de la ville.	Observatoire de la ville.	Observatoire de la ville.	Observatoire de la ville.	Observatoire de la ville.	Observatoire de la ville.	Observatoire de la ville.	

Voici un autre tableau comprenant *dix-huit années* et dans lequel nous indiquons les températures extrêmes de chaque saison.

Températures extrêmes des saisons.

SAISONS	1866		1872		1875		1877		1878		1879		1880		1881		1882		1889	
	Maxima	Minima	Maxima	Minima	Maxima	Minima	Maxima	Minima	Maxima	Minima	Maxima	Minima	Maxima	Minima	Maxima	Minima	Maxima	Minima	Maxima	Minima
Printemps.	22°5	12°5	29°5	12°7	27°	— 4°	35°5	3°5	38°	5°1	16°	9°	19°7	8°	21°	10°4	20°6	3°	26°1	2°
Eté. . . .	23 4	16 5	21 1	17 8	32	3	35	10	36	9	25	14	23 3	16 9	22		21 7	13 3	35 2	9
Automne. .	17 7	8 9	13 9	7 2	18	12	28	1	17	6	20	15 5	17	6	11	3 9	16	14 6	18 7	2 8
Hiver. . .	15	2	13	2 5	15	2 7	16	— 8	15	— 1	12	— 6	17 4	0 2	16	2	12 9	— 2	11	1 3

SAISONS	1890		1891		1892		1893		1894		1895		1896		1897	
	Maxima	Minima	Maxima	Minima	Maxima	Minima	Maxima	Minima	Maxima	Minima	Maxima	Minima	Maxima	Minima	Maxima	Minima
Printemps.	30°8	— 4°	29°4	— 2°	32°8	— 6°	30°9	0°	19°9	3°	22°8	8°7	23°8	6°3	22°2	1°1
Eté. . . .	35 3	6 1	38 2	8 2	42 9	6 5	38 5	7 2	27 7	12	29 3	13 6	28 7	12 4	28 5	15
Automne. .	27 7	2 2	28 8	0	25 8	0	26 1	0	25 9	5	31 6	5 2	25 9	3 4	23 9	5 4
Hiver. . .	15 8	— 7 8	19 8	— 7 1	1 9	— 5 4	20 2	— 10 5	14 3	— 1	13 9	1 1	14 1	0 7	15 8	1 1

Écarts saisonniers. — On l'a vu par les tableaux qui précèdent, les oscillations thermiques d'une saison à l'autre sont très modérées à Dax, puisque :

De l'hiver (7°87) au printemps (14°01), on note	6°94
Du printemps (14°01) à l'été (20°08).	6°07
De l'été (20°08) à l'automne (12°93)	7°15
De l'automne (12°93) à l'hiver (7°87).	5°06

Journée médicale. — Voici enfin, pour terminer cette nomenclature des moyennes, un dernier tableau dont l'importance n'échappera pas au lecteur, puisqu'il comprend la *journée médicale* : le relevé des températures prises à neuf heures du matin et à six heures du soir fera entrevoir au malade les conditions thermométriques intermédiaires, c'est-à-dire pendant les heures où il peut rester dehors. Ce relevé, fait à l'*Observatoire de la ville*, nous a été gracieusement communiqué par M. Schleich, secrétaire en chef de la Mairie de la Ville.

Moyennes générales.

Moyenne à 9 heures du matin.	11°86
Moyenne à 6 heures du soir	13°81

La température hivernale, on l'a vu par ces tableaux, est très douce à Dax, puisque sa moyenne est de 7° 87.

Qu'on ajoute à cela son air imprégné d'une hygrométrie thermo-minérale accentuée, ses émanations d'azote, le calme que lui font les bois de pins qui

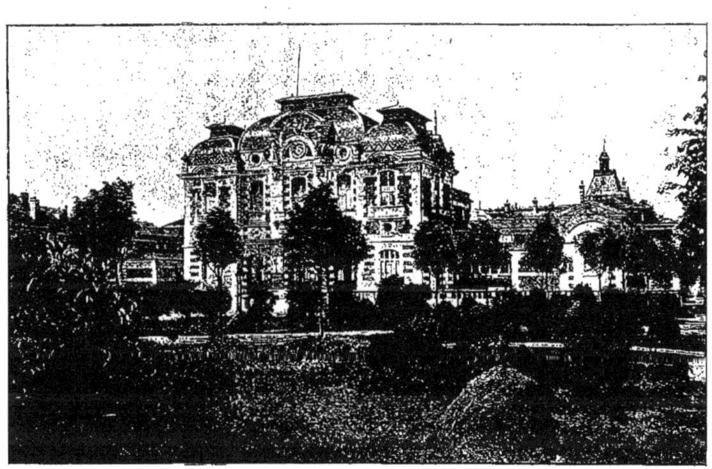

LE CASINO DE DAX

l'affranchissent des vents violents froids ou trop secs, la vie passée sous l'abri de ses établissements thermaux, et l'on conclura que Dax, station climatique, convient à une nombreuse catégorie de malades.

Nous le disons encore : En vantant les avantages climatiques de Dax, nous n'avons nullement l'intention de discréditer les stations voisines qui jouissent d'un prestige et d'une notoriété justement appréciés. Nous partageons à cet égard les idées du docteur Le Roy[1] qui écrivait ces lignes : « Les stations climatiques du Sud-Ouest n'ont rien à s'envier mutuellement; ni compétition ni rivalité à exercer entre elles. Bien plutôt elles devraient s'aider, puisqu'elles se complètent et se suppléent sans se confondre et qu'elles ont chacune leurs heures et leurs étapes marquées d'avance. Tout au plus Dax pourrait-il porter à son avoir et s'en targuer, l'auxiliaire précieux de ses eaux chaudes, dont les vapeurs fournissent parfois et si à propos à la plaie pulmonaire le pansement doux et cicatrisant dont elle a tant besoin ».

Si Dax convient aux sujets en imminence de tuberculose ou atteints de bacillose déjà confirmée, il est non moins utile aux arthritiques, en tant que station hivernale, car, dit le docteur Desnos, membre de l'Académie de médecine[2], « la douceur de l'atmo-

1. Biarritz, *Ville d'hiver* (1878).
2. *Nouveau dictionnaire de médecine et de chirurgie pratiques.* Article DAX.

sphère dans le sud-ouest de la France contribue à l'appropriation de la cure de Dax au traitement du rhumatisme, affection dans laquelle les influences climatériques jouent un rôle si capital, tant au point de vue étiologique que sous le rapport des exigences thérapeutiques ».

État comparatif des observations thermométriques prises à 9 heures du matin et à 6 heures du soir pendant 4 années.

MOYENNES MENSUELLES

À 9 heures du matin.	1894	1895	1896	1897		À 6 heures du soir.	1894	1895	1896	1897
Janvier	3.6	3	4.7	4.5		Janvier	5.4	3.7	6.3	6.6
Février	5	3.9	3.6	8.9		Février	8.3	4.8	11.2	10.5
Mars	9	6.8	10.8	11		Mars	12.4	9	13.8	13
Avril	13.8	12.2	11.3	13.1		Avril	14.8	12.9	14	16.9
Mai	11	14.3	15	14.5		Mai	14.6	16.3	17.3	16.5
Juin	20.2	16.1	17	18.2		Juin	21.4	18.5	20.4	19.7
Juillet	21.3	18.2	19.3	20.2		Juillet	22.5	20.8	20.7	21.8
Août	20.9	16.8	16.7	19		Août	22.6	19.1	19	21.8
Septembre	17.6	20.3	17.1	16.1		Septembre	20.4	23	19.8	17.8
Octobre	12.6	12.4	10.7	10.1		Octobre	17.6	14.8	12.1	14.7
Novembre	8.4	10.8	5.7	8.9		Novembre	10.3	14.4	7.2	11.6
Décembre	4.2	7.4	6.2	4.3		Décembre	6	9	7.5	6.3

MOYENNES SAISONNIÈRES

À 9 heures du matin.	1894	1895	1896	1897	Moyennes des 4 ans.	À 6 heures du soir.	1894	1895	1896	1897
Hiver	4.2	4.7	4.8	5.9	4.9	Hiver	6.5	5.8	8.3	7.8
Printemps	11.2	11.1	12.4	12.9	11.9	Printemps	13.9	12.7	15	15.4
Été	20.8	17	17.8	19.5	18.8	Été	22.1	19.4	20	21.1
Automne	12.8	11.1	11.1	11.7	11.6	Automne	16.1	17.4	13	14.7
MOYENNES ANNUELLES	12.25	11.2	11.5	12.5		MOYENNES ANNUELLES	14.65	13.8	14.07	14.75

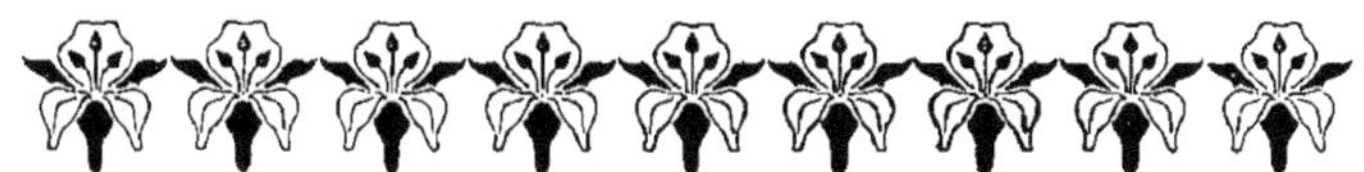

TABLE DES GRAVURES

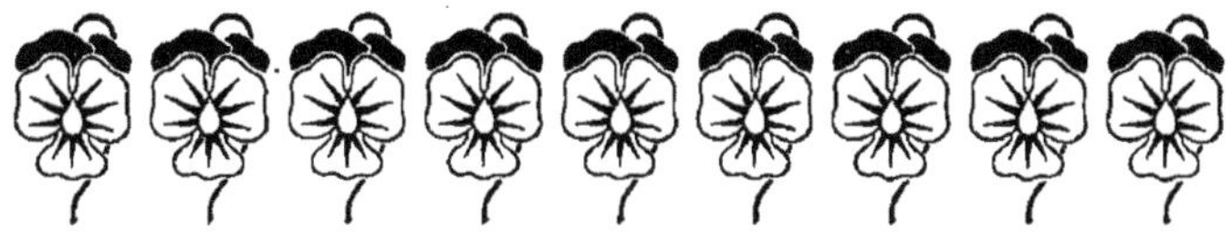

TABLE DES MATIÈRES

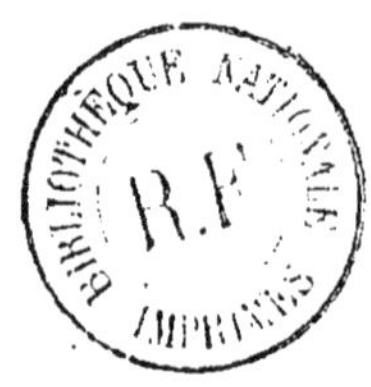

Coulommiers. — Imp. PAUL BRODARD. — 1165-1901.

www.ingramcontent.com/pod-product-compliance
Ingram Content Group UK Ltd.
Pitfield, Milton Keynes, MK11 3LW, UK
UKHW020156250726
13967UKWH00003B/1101